幸せに人生を終えた人から学んだこと

看護師
木村まり

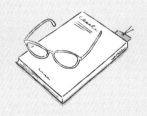

自由国民社

はじめに――愛されてこの世を去った人たち

人生の終わりのときを、どんなふうに過ごしたいか考えたことはあるでしょうか。大切な人に見守られ、穏やかに、温かな気持ちでこの世での生を終えたいと、そう願う人は多いと思います。

はじめまして。私は急性期病院に看護師として勤めている木村まりと申します。急性期病院は、急激に健康状態が悪化して治療が必要な重症の患者さんを二四時間受け入れている病院です。そのため、治療の甲斐なく亡くなってしまう患者さんも少なくありません。

近年は高齢化の影響もあり、入院される患者さんの大半が六五歳以上の高齢者ですが、特に多いのが「後期高齢者」といわれる七五歳以上の患者さんです。

ところで、病院に入院している患者さんの多くが口にする言葉があります。どんな言葉だと思いますか。

それは、**「家に帰りたい」**です。

この言葉は入院している患者さんの誰もが口にするものではありますが、言葉の重みは、高齢者とそうでない方とではまるで違ってきます。

帰る場所であるご自宅がある方なら、「病気が治ったら家に帰れる」と思うのはごく自然なことです。病気になる前、健康だった頃のように、再び不自由なく生活することを目標に入院中は誰もが治療に励みます。

でも、体力に満ちあふれた若い頃ならいざ知らず、加齢により足腰が弱っていたり、持病をいくつも抱えている高齢者の場合、回復は一筋縄ではいきません。治療をすればすぐに家に帰れると思っていたのに、なかなか退院できないのです。

一週間、二週間、一か月と過ぎ、一体いつになったら病気が治るのだろう、いつになれば家に帰れるのだろうと不安は募ります。

それでも、「家に帰る」という目標を胸に、患者さんたちは皆、辛い治療にも耐えていきます。そして、やっとの思いで待ちに待った「退院」が決まります。

しかし、入院したときには「早く元気になって家に帰ってきてね」と励ましてくれた優しい家族に、いざ退院が決まるとこんなことを言われてしまうことがあります。

「家に戻られても、困ったことにお世話できる人がいないんだよ。施設のほうがお父さんも安心して過ごせると思うよ」

家に帰ることだけを目標に一生懸命治療に励んできたのに、退院を喜んでくれると思っていた家族にこんなことを言われてしまったら……。そのショックは計り知れません。

病気をきっかけに家族がなんとなくぎくしゃくして互いの心が離れてしまう――。そんな寂しい人生の終末は誰も望んでいないでしょう。当事者の患者さんですら、想像していないことです。

家に帰りたいと願う多くの人は、次のような人生の終末を想像していたのではないでしょうか。

大好きな家族に見守られ、大切な人たちに囲まれ、穏やかな気持ちで、住み慣れた我が家で、**「自分らしく最期のときを迎えたい」**。

特別なことは何も言っていません。ありふれた普通の生活の延長線上にある、当たり前の日々の中で人生を終えたいだけなのです。

そう願うことは、そんなに自分勝手なわがままなのでしょうか。

そんな人生最後のささやかな願いは、叶えられない夢なのでしょうか。

歳を取ったら、自分の幸せは諦めなくてはならないのでしょうか。

いいえ、そんなことはありません。

どんなに歳を取っても、病気になっても、寝たきりになっても、認知症になっても、家族からお荷物扱いされず、周囲の人に大切にされ、最期まで幸せな人生を送る高齢者がいることを私は知っています。

こうした方々を、私は親しみを込めて**「愛され高齢者」**と呼ぶことにしました。

愛され高齢者の方と、そうでない方の違いは一体、何でしょう。

私はこれまで仕事や日常生活で、たくさんの高齢者と関わってきました。その中で、周りから愛され続ける人が辿る幸せな未来と、そうでない人が陥る悲しい未来があることを知りました。そして、この二つの未来の違いはどうして生まれるのだろうと考えるようになったのです。

その違いは、実際に彼らと接していくうちに明確になりました。

愛され高齢者の方々のそばにいると、私自身がとても幸せな気持ちになれるのです。彼らから特別な何かをしてもらったということではありません。ただ、そこにいてくれるだけで、周囲の人々に良い影響を与えてくれるのが愛され高齢者なのです。

私は、愛され高齢者の方々の言葉、行動、態度、生き方などから、「愛され続ける秘訣」を少しずつ学ばせてもらいました。

そして、彼らのようになれれば、多くの方が望むような最期を迎えられると思ったのです。

日本は超高齢化社会に突入し、高齢化はこの先もますます進んでいきます。私が働く急性期病院で、最期を迎える方もさらに増えることでしょう。仕事柄、多くの死に立ち会う私は、患者さんに対し、いつもこんなことを思っています。

「最期は穏やかな気持ちで、幸せだったと思いながら人生を終えてほしい」

しかし、残念ながら病院という場所で、幸せに満ちた最期に立ち会うことは稀なことです。

だからこそ、私は多くの人たちが「愛され高齢者」になり、彼らのように自分らしい幸せな最期を迎えられるようになってほしいと、そう願っています。

私たちはいつか、認知症になるかもしれません。

病気になるかもしれません。

治療で入院するかもしれません。
身体の自由がきかなくなるかもしれません。
寝たきりになるかもしれません。

ですが、認知症でも、寝たきりでも、病気や障がいを抱えていても、自分の人生を諦める必要はないのです。どんな状態であっても、愛され高齢者であれば、最期まで幸せに過ごすことができるのです。

この本では、愛され高齢者の方々から学んだ愛される秘訣や、幸せに人生を終えた方々のエピソード、穏やかで幸せな人生の終末を過ごすためのまさかのときの備えなどを紹介しています。

皆様が最期に「いい人生だった」と思えるよう、本書がお役に立てることを願っています。

もくじ

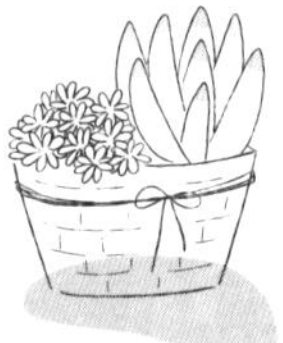

第2章

幸せに人生を終えた人から学んだこと

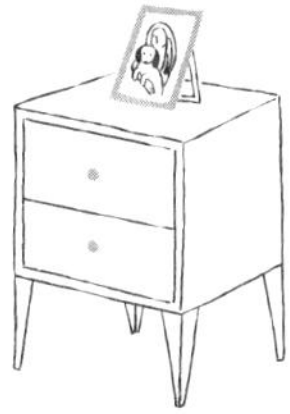

第3章 愛されながら穏やかに人生を終えるために

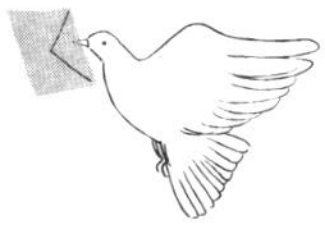

編集部より

本書に出てくる著者が出会った方々のお名前はすべて仮名とし、ご紹介するエピソードは個人が特定されないよう一部変更を加えてあります。

企画協力
NPO法人企画のたまご屋さん
おかのきんや

編集協力
渡辺 のぞみ

ブックデザイン
こやまたかこ

イラスト
秋葉 あきこ

本文DTP
株式会社シーエーシー

第1章

愛され高齢者が持つ六つの力

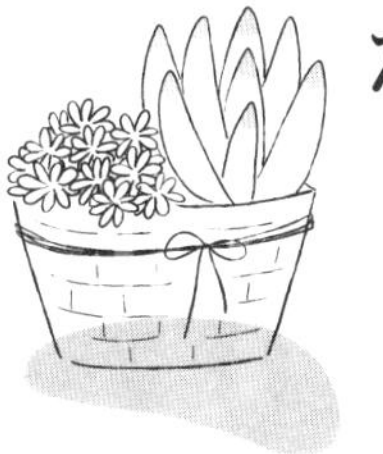

愛され高齢者の方々は、身体の状態がどのようになっても家族や周囲の人々から愛され、支えられ、幸せな余生と終末期を過ごし、心から満足のいく最期を迎えられています。

この本では私が出会った何人もの愛され高齢者の方々のエピソードが登場しますが、記憶の中に今もいきいきと存在し続けているお姿や言葉を思い出してみると、ある種の力があることに気がつきました。

それは、次の六つの力です。

笑顔の力
感謝と好意を伝える力
ポジティブに切り替える力
意志を貫く力

想像する力

与え続ける力

愛され高齢者の方々は、この力のいくつかを発揮しているか、あるいはその一つの力を存分に発揮しています。

こうして挙げてみると、これらの力は特別なものではなく、誰もが発揮できそうな力だと思えませんか？

実は誰もが持っている力を、他の人よりほんの少し多く発揮しているのが愛され高齢者なのです。こう言われると、誰もが愛され高齢者になれるかもしれないと思えてきますよね。

それぞれの力には、人生がより豊かになるヒントも隠されているようです。

第1章では、これらの力がどんなものなのかをお伝えしていきましょう。

笑顔の力

愛され高齢者の方々は、皆さん笑顔がとても素敵です。その笑顔は相手に安心感を与え、周囲を幸せな気分にしてくれます。

普段からよく笑う人もいれば、それを表情に出さない人もいるでしょう。もしかしたら、笑顔を人に見せることが恥ずかしいと思う方もいるかもしれませんね。でも、笑顔の出し惜しみは、実はとても、もったいないことなのです。

たとえば、見知らぬ土地で道に迷ったときに、前から、しかめ面の人と笑顔の人が並んで歩いてきたとしたら、あなたはどちらに声をかけますか。

きっと、多くの人は、迷うことなく笑顔の人に道を尋ねることでしょう。

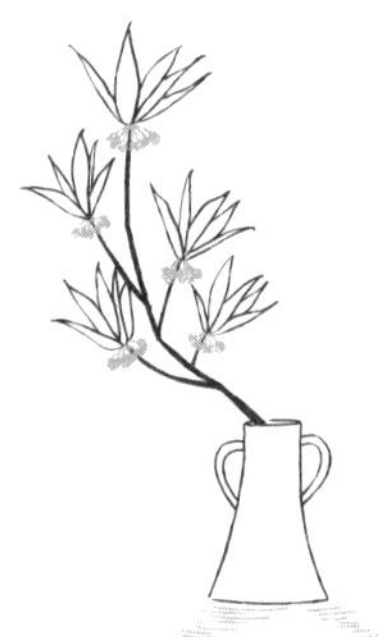

人の印象は第一印象で決まるとよく言われます。笑顔の人は親しみやすく、反対に笑顔がない方は近づきにくい雰囲気があります。

しかめ面の人がどんなに親切で優しい性格をしていたとしても、それは見た目ではわかりません。せっかく素晴らしい人柄であっても、笑顔がないだけでマイナスな印象になり、知らず知らずのうちに人と関わる機会が減ってしまうなんて、もったいないですよね。

私が出会った愛され高齢者のみなさんは、この「笑顔」がとても輝いていました。病気でも、寝たきりでも、認知症でも笑顔を絶やさず、いつも周りの人の心を癒やし、幸せな気分にしてくれました。

だからでしょうか。愛され高齢者の方々の周りには自然と人が集まり、たくさんの人から愛され、大切にされ、いつも笑顔があふれていました。

歳を重ね、たとえ自分のことが何もできなくなったとしても、笑顔を向けるだけで、そばにいる誰かの心を癒せるなんて素敵なことですよね。

このように笑顔には、たくさんの人と関わるきっかけをくれるだけでなく、周りの人や自分自身に幸せをもたらしてくれる、そんな底知れぬパワーがあります。

◆意識して笑顔になる時間をつくろう

笑顔が大事だと頭ではわかっていても、普段あまり笑顔にならない人からすれば、慣れない表情を意識してつくるのはなかなか難しいものです。

そんな方は、これまでの人生や、ここ最近の出来事を振り返ってみて、自分が「どんなときに、どんなことで笑ったか」を思い出してみてください。

＊おいしいものを食べたとき
＊好きなテレビ番組を見たとき

＊友だちとおしゃべりしたとき
＊ペットと触れ合ったとき
＊家族に会ったとき
＊スポーツを楽しむとき
＊本を読むとき
＊旅行に出かけたとき
＊買い物をしたとき
＊仕事をしたとき
＊きれいな景色を見たとき

笑顔になるきっかけは、どんなことでも構いません。一日一回でもいいので、笑顔になる時間を意識してつくってみてください。

毎日、少しずつ笑顔の時間が増えれば、やがてそれが習慣になり、自然に笑う機会が増えていきます。

笑顔は、人を幸せにする素敵なものです。

眉間の皺を増やすよりも、愛され高齢者の方々のように笑顔をたくさん増やし、笑い皺を刻む日々を送っていきたいですね。

感謝と好意を伝える力

誰かに何かを手伝ってもらったとき、愛され高齢者の方々は、感謝と好意を惜しみなく表現してくれます。

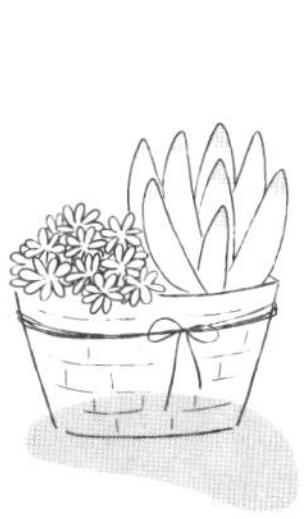

「手伝ってくれてうれしい」
「こんなことしてくれるなんて、優しいですね」
「お忙しい中、私のために時間を費やしてくれて感謝します」
「あなたがいてくれてうれしい。本当にありがとう」

こんな言葉をかけられたら誰でもうれしくなります。こんなに喜んでもらえるなら、また手伝いたいと思ってしまいますね。

日々の生活の中で、どんなに辛く大変なことがあっても、誰かに「ありがとう」と伝えてもらうだけで、これまでの苦労や疲れが軽くなることがあります。

愛され高齢者の方々は、そんな感謝と好意の言葉をいつも周りに伝えてくれます。

しかし、世の中には彼らのように感謝や好意を素直に伝えることが苦手な人もいますよね。


「こんなことしてくれなくても、自分でできるのに」

「私はそこまで落ちぶれていないわよ」

「頼んでもいないのに世話なんかしなくていい」


もし、自分が誰かのためにしたことに対して、こんな言葉を言われたらどうでしょうか。

がっかりして悲しい気持ちになってしまうかもしれません。お節介なことをしたのかと落ち込み、自分のしたことが間違いだったのかと悩んでしまう人もいるでしょう。そして、こんなことを言われるくらいなら「もう二度とその人のために何かをするのはやめよう」とさえ思ってしまうかもしれません。

人からの優しさや好意を素直に受け取れない人や、そのときの気分で心ないことを言ってしまう人もいるでしょう。普段はこんな言葉を言わないけれど、たまたま辛いことが続いて、つい八つ当たりをしてしまった……。そんな場合もあるかもしれません。

ですが、言葉は笑顔と同じようにその人を印象付けるものです。口から発する言葉は、すべて自分自身を表わすものなのです。

それでも、「べつに、周りにどう思われたって気にしないよ。一人で生きて行けばいいんだから」と、我が道を突き進む方もいらっしゃるでしょう。

もちろん、生活のすべてを自分の力でコントロールできるくらい元気なうちは、何を言っても支障はないかもしれませんね。

しかし、人生はいつ何が起こるかわかりません。もしかしたら明日、事故に遭うかもしれないし、突然の病気で寝たきりになるかもしれません。

自分が誰かの助けなしでは生きられなくなったとき、他人を傷つける言葉ばかり口にしていたらどうなるでしょうか。何をしてあげても文句ばかりで感謝の一つも伝えなければ、周りの人はどんどん離れていき、助けてくれる人がいなくなってしまうかもしれません。

そして、それは自分の家族であっても同様です。

「文句ばかり言うなら人に頼らず、すべて自分でしてみたらどうですか」

「さんざん、ひどいことを言ってきたのに、今さら面倒をみてもらいたいなんて虫が良すぎる」

「何もしても気に入らないみたいだから、もう何もしません」

身から出たさび、自分の言葉はやがて自分に返ってくるなどと言いますが、もし、こんな厳しい言葉を本当に助けが必要なときに言われてしまったら……。きっと辛く悲しい気持ちになり、過去の自分の言動を後悔するかもしれませんが、それはもう後の祭りです。

だからといって、相手を傷つけないように言葉をいちいち考えながら毎日過ごすなんて大変なことですよね。何十年と今の自分で過ごしてきたのに、今さら自分の性格や口癖を直すのは骨が折れる作業だと、難しく考えてしまうのは当然のことです。

ですが、実は、そんなに大変なことをせずに、ちょっとした工夫で、自分の印象を変えられる方法があります。それは、「ある言葉」を普段の会話に付け加えるだけでできるのです。

◆「ありがとう」を付け加えてみよう

「それくらい自分でできるから放っておいてよ。でも、ありがとう」
「まったく、お前はこんなこともできないのか。でも、いつもありがとな」
「ほんと気が利かないわね。……でも、ありがとうね」

たったひと言「ありがとう」を添えるだけで、ずいぶんと印象が変わったのがわかりますか。

会話の前半では、言われた相手は辛い気持ちになるかもしれません。ですが、最後に「ありがとう」と付け加えたら、言われた相手も、言った本人も、不思議と気持ちが柔らかくなる気がしませんか。

職人気質の気難しいおじいさんが、ぶっきらぼうに顔を赤らめて「ありがとな」と弟子に言っている……。そんな光景が思い浮かびます。そして、言われた弟子は、きっとこう思うでしょう。「この人は口は悪いけど、本当は照れ屋なだけなんだ」と。

愛され高齢者の方々のように、感謝と好意を普段から伝えることが一番良いことです。ですが、性格上それがなかなかできない人もいるでしょう。そんな方は、どんな言葉の最後にも「ありがとう」を付け加えてみてください。たったそれだけで、あなたの印象はきっと良い方向に変わっていきます。

「ありがとう」は魔法の言葉。愛され高齢者の方々をお手本にして、毎日たくさん使っていきたいですね。

ポジティブに切り替える力

世の中のことでも自分に関することでも、何か良くないことが起きたとき、愛され高齢者の方々は、その印象を良い方向に変えるのがとても上手です。つまり、物事を「ポジティブに切り替える力」がとても優れているのです。

たとえば、誰かが作ってくれた料理を食べたとき、味つけの薄い、ちょっと物足りなさを感じる味だったら、あなたならどうしますか。

ストレートに、「ちょっと味が薄いね」と言うでしょうか。それとも、「身体に優しい味にしてくれたんだね。ありがとう」と言うでしょうか。

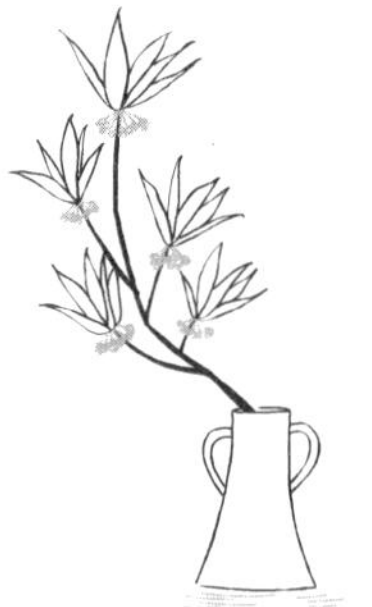

味が薄いことへの不満に焦点を当てたら、前者のような言葉になってしまうでしょう。でも、そう正直に言われたら、料理を作った人はがっかりしてしまい、その日の食卓は、ため息でいっぱいになってしまうかもしれません。

ですが、もし、薄味は身体に良いことに焦点を当てたら、料理を作ってくれた人への感謝が湧いてくることでしょう。

意図せず薄味になってしまった料理は、もしかしたら、ただの失敗作かもしれません。しかし、その失敗をあなたがポジティブに捉えて感謝の言葉を伝えたなら、料理を作ってくれた人は、ホッと一安心して、楽しい食事の時間になることでしょう。

料理の薄味一つでも、捉え方によっては、失敗を成功に変えることができます。

こんなふうにポジティブに切り替える力がつくと、今までは辛いと思っていたことも前向きに考えられる癖がつき、これまで不幸に感じていたことも案外悪いことばかりではないと気づくようになります。

悪いことや良くないことに着目し続けると、そこは底なし沼です。延々とマイナスな感情に振り回されることになります。ですから、その沼から出るためには、暗いほうへ暗いほうへと進むのではなく、明るく光が差すほうを探し続けていくのです。

今いる場所が、真っ暗闇だったとしても、その場所にも何か素敵なものが隠されているかもしれません。宝探しをするように、どんなことにも良い点があるに違いないとポジティブに考える癖をつけていきましょう。

明るいほうへ宝探しを続けていると、だんだんと日々のストレスも減っていき、自然と笑顔で過ごせる時間が増えていくはずです。

◆考え方を切り替える練習をしよう

では、「ポジティブに切り替える力」を鍛えるには、どのようにしたらいいでしょうか。普段からマイナス思考の人は、悪い点や辛いことを数珠つなぎに探すのが癖になっている傾向があります。

前向きに考えるのは、難しいことではありません。ポジティブな宝探しをするための考え方のコツを一緒にやっていきましょう。

たとえば、雨の日が続いたとき、あなたはどんなことを思いますか。

「ジメジメして嫌だな」
「空が暗くて気持ちも滅入ってしまう」
「洗濯物が干せなくて困る」
「雨に濡れて気持ち悪い」
「気圧のせいで体調が崩れる」
「外に出るのが面倒だ」
「髪の毛がまとまらない」
「食べ物が腐りやすくなる」
「交通機関が混むから嫌だな」

こんなことを思い浮かんだ方は多いかもしれませんね。
雨の日は、どちらかといえば後ろ向きなイメージになりがちです。テレビのお天気キャスターも土日の雨の予報を伝えるときは「明日は、残念ながら雨……なんです」と申し訳なさそうに伝えていますよね。「えー、明日、雨なの？」という声も良く聞きます。ここまでくると、なんだか「雨」が可哀そうに思えてきます。

では、そんなマイナスなイメージの雨の日の良い点を一緒に考えてみましょう。

「マイナスイオンでリラックスできる」
「花粉が飛ばなくてくしゃみが出ない」
「雨上がりには虹が見られるかもしれない」
「庭のお花に水やりしなくてすみ、節約になる」
「長靴で水たまりに飛び込める」
「お気に入りの傘がやっと使える」
「気温が下がって過ごしやすい」
「野菜がよく育つからうれしい」
「雨音が心地いい」

「雨の日セールで安く買い物できる」

どうでしょうか。雨の日の良い点、他にも思い浮かびましたか？　マイナスなことばかり考えがちな雨の日ですが、実はこんなにたくさんいいことがあります。皆が嫌だと思う雨の日でも、雨が降らなければ、手に入れられない景色があり、雨が降らなければ経験できない幸せもたくさんあるのですね。

一見、「嫌だな」と感じてしまうことも、少し視点を切り替えれば、こんなふうにまったく別の世界が広がります。

愛され高齢者の方々はこの「ポジティブに切り替える力」で、あらゆることを自分への応援歌に変えている、そんなところがあるように思えます。

あなたも何かマイナスなことが起きたとしても、負の感情に捕らわれず、そこから何かプラスになることを探し、ポジティブに切り替える方法を考えてみましょう。そして、周りの人の失敗さえもポジティブに切り替えて、それを相手に伝えてみてください。

あなたの前向きな言葉で、あなた自身も周りの人も、その日一日を幸せな気持ちで過ごせるでしょう。

愛され高齢者の方々のようにポジティブに切り替える力を身につけ、どんなことも前向きに考えて、辛いことも楽しいこともうれしいことに変換して、これからの日々を乗り越える力をつけていきたいですね。

意志を貫く力

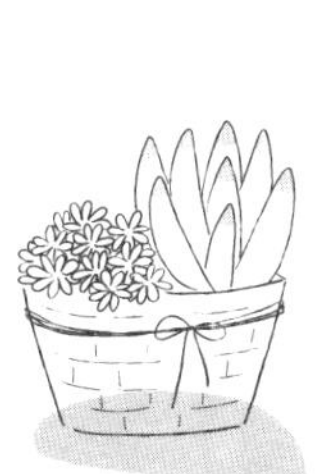

「もう歳だから」という理由で何かを諦めたことはありませんか？

膝が痛い、腰が痛い、関節が痛い、食欲がない、熟睡できない……。若い頃と比べると、身体のあちこちで不調が目立つようになり、できないことが増えてきたと実感している方もいるかもしれません。

私自身も、昔は軽々と持つことができていた机を持ち上げた途端、ぎっくり腰になってしまったことがあります。それからしばらく腰痛や足のしびれで悩み、今は同じ姿勢で長時間座っていることが難しくなってしまいました。それからは、重い荷物は無理して持たないように気を付けて生活しています。みなさんにも、同じような経験はありませんか？

私たちは生き物ですから、歳を重ねれば身体が衰えていくのは当然のことです。「もう歳だから仕方ない」と、衰えやできない自分を受け入れていくのも大事なことです。ですが、老いを理由に最初からできないと決めつけて、身体だけでなく心まで一緒に衰えてはいませんか。

◆年齢を理由に諦める必要はない

歳を重ねても新しいことに挑戦し、活躍している方は世界中にいます。

八〇代でスマートフォンアプリを開発した若宮雅子さんや、九〇代でフィットネスインストラクターをしている滝島未香さんをご存じでしょうか。

若宮さんは定年退職後にパソコンを学び始め、八一歳のときにひな人形を正しい位置に配置するゲームアプリを開発しました。滝島さんは六〇代で初めてスポーツジムに通い始め、インストラクターとしてデビューしたのはなんと八七歳のときだったといいます。

高齢になっても輝く彼女たちの活躍を聞くと「もう歳だから」という言葉は、やらない理由にはならないように思えませんか？　何歳でも、自分自身の可能性を諦めず、いつからでも最初の一歩を踏み出すことができると、彼女たちは教えてくれます。

身近な話になりますが、私の叔母は長年、登山を趣味としてきて海外の山にもチャレンジしてきました。ある年、叔母に脳腫瘍が見つかりました。幸い、手術をすることで大事には至らず、退院後には登山を再開できるまで回復しました。しかし、それから数年後、後遺症なのか突然意識を失うことが何度かあり、医師から、登山は危険だからやめるようにと言われてしまいました。

生きがいを諦めることは、とても辛いことです。叔母も、登山はもう一生できないかもしれないと覚悟したと言います。しかし叔母は希望を捨てず、いつか山に戻れるかもしれないと信じ、医師の言うことをちゃんと守り、許可が出るまで登山をきっぱりとやめました。そして、山に戻れるその日を夢見て、負担のないできる範囲のトレーニングを続けてきたといいます。

その結果、叔母は再び山に戻ることができたのです。七五歳を超えて富士登山にも成功し、パワフルな姿をまた私たちに見せてくれました。

私が出会った愛され高齢者の方々にも、叔母と同様に「意志を貫く力」が抜き出ている人がいました。彼らには、自分の可能性を信じ、どんな状況でも自分を諦めない強さがありました。

「歳だけど、まだまだ自分でできることはしなくちゃ」
「病気になっちゃったけど、家族のために最期まで努力したい」
「残りわずかな命だけど、娘のために頑張りたい」

身体的な問題があっても、自分の目標を諦めず、希望を持ち、前を向いて生きていました。

こんなふうに、自分を信じて諦めることなく意志を貫く力がある人は、キラキラと輝いて見えます。高齢でも、病気になっても、人は輝き続けていけるのです。

その輝きは、多くの人を惹きつけ、その光の強さに周りが自然と「支えたい」「協力したい」と力になってくれます。

歳を重ねても、病を抱えていても、命の期限が近づいていても、可能性を信じ、諦めず、様々なことにチャレンジし、最期まで自分の人生を手放さない――。

愛され高齢者の方々には、そんな強い意志の輝きがあります。

彼らのように、「悔いのない、いい人生だった」と胸を張って言えるよう、自分の人生を生き抜いていきたいものです。

想像する力

私たちは常日頃から様々なことに対して、計画を立てながら生活しています。身近なものでいうと、食事のメニューなんかもそうですね。昨日の夕飯は魚だったから今日はお肉にしようか。冷蔵庫の中身は何が残っていたかしら。あさって食材が届く予定だから、それまでに使い切るようにしよう、などなど。未来の予測を立てながら生活を送っています。

人生を生きる上での大きな目標といえば、入学、卒業、就職、結婚、子育て、定年などでしょうか。そのときどきのライフステージごとに、どんな未来が待っているのだろうと想像し、自分の目標や夢を実現するために行動してきています。

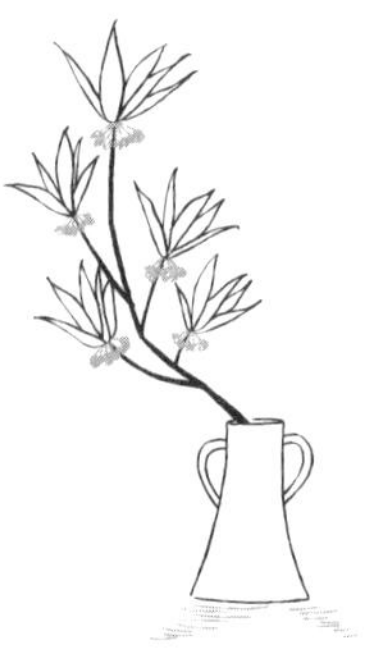

多くの方が人生プランの中で、定年後の生活などについても目標を掲げながら生きてきたと思います。家族のために一生懸命、子育てを頑張ってきたから、定年後は自由に自分の時間を使いたい。これまで仕事一筋だったから、定年後はゆっくり家族と旅行に行きたい……など。セカンドライフの計画を夢見ながら、今の暮らしを楽しんでいる方も多いかもしれません。

私たちはこのように生きる目標を常に探し、その目標を達成するために計画を立てながら人生を歩んでいます。

でも、人生プランの中で、なぜか多くの人々が見逃している人生の一大イベントがあるのです。なんだかわかりますか？　私たちの誰もが必ず通るものですが、そのことについてきちんと将来の計画を立てられている人は、ほとんどいないのです。

私たちが必ず経験するのに将来の計画を立てていないもの。

それが「死」です。

死を計画すると聞くと、なんだか末恐ろしく感じてしまいますよね。死ぬための計画をするなんて、まるで自殺するように思えてしまうかもしれません。でも、実はこれ、「終活」と同じなのです。

終活という言葉であれば、だいぶ印象が和《やわ》らぐのではないでしょうか。それこそ、終活なら取り組んでいるという方もいらっしゃるかもしれません。

人生の終盤に差しかかると、身近な人の死に立ち会う場面も自然と増えていきます。親の死、兄弟姉妹の死、配偶者の死、友人・知人の死……。

「同窓会をするたびに人数が減っていくよ」

「兄弟姉妹で生きているのはもう自分だけだよ」

そんな言葉もよく聞きます。自分にもいつかこんなふうにこの世を去る日がくるかもしれないと、通夜や葬儀を通して自身の葬式のイメージをする機会もあるのではないでしょうか。そろそろ、終活をしないとなあ、と漠然と思っている方もいるかもしれませんね。

さて、一概に「終活」といって、みなさんがイメージすることは何でしょうか。

「どんな葬儀にするか考えておく」
「葬式の費用を貯めておく」
「お墓の用意をする」
「いざというときに、連絡をしてもらう人のリストを作る」
「片づけや不要なものの処分、身辺整理をしておく」
「財産の整理をする」

こんなふうに自分が死んだ後に、残された人が困らないよう事前に準備をすることが「終活」のイメージではないでしょうか。

私の母も「葬式では好きな曲をかけてほしい」と自分の葬式のイメージを私に伝えてくれたことがあります。母はさだまさしさんのファンで、「この曲を流して」とＣＤ

をかけて教えてくれました。こんなふうに、どんなお葬式にしたいかを周りに伝えることも終活の一つといえます。

ですが、私が母から聞いている終活は、たったそれだけです。実際にそのときが訪れたら、私は大変困ってしまうでしょう。

しかし、もし母がすでに葬式やお墓の準備、片づけや財産の整理などの終活を完璧にこなしていたとしても、残された家族が困ることに変わりはありません。

なぜなら、終活は自分が死んだ後の計画だけでは不十分だからです。

◆「ピンピンコロリ」が理想だけれど

多くの人は、「ピンピンコロリ」で死にたいと願っています。生きているときは元気に暮らし、死ぬまで家族に迷惑をかけず、自分も苦しむことなくぽっくり死にたいと。

たしかに死ぬ直前まで健康でいられて、痛みや苦しみがなく、ある日突然天に召されたら、それが一番幸せなことですよね。まさに、「ピンピンコロリ」は理想の死に方ともいえます。でも、実際に「ピンピンコロリ」で亡くなる方はそう多くはないはずです。

令和三年の簡易生命表によれば、日本人の平均寿命は、女性が八七・五七歳、男性が八一・四七歳です。

平均寿命というのは、その年（令和三年のデータなら令和三年）に生まれた赤ちゃんが亡くなるまでの平均余命を指します。つまり、令和三年生まれの赤ちゃんは八〇歳以上になるまで生きられそうですよ、ということになります。

では、高齢者の平均余命はどのくらいあるのでしょうか。

前述のデータによると、令和三年時点で六五歳の女性の平均余命は二四・八八年（八九・八八歳）、六五歳の男性の平均余命は一九・八五年（八四・八五歳）です。同じく、七五歳の女性の平均余命は一六・二二年（九一・二二歳）、男性は一二・四二年（八七・四二歳）です。

このことから、六五歳以上の方でも八〇歳以上まで生きられるという予想が出ていると理解できますね。

この平均余命まで健康に元気に暮らして、平均余命に達した頃にコロリと天国へ行く人が多い……わけでは、当然ありません。では、私たちが病気や障がいがなく元気に過ごせる期間は、一体あとどのくらいなのでしょうか。

それを知るための指標に「健康寿命」というものがあります。令和元年、日本人の健康寿命は、女性が七五・三八歳、男性は七二・六八歳という結果が出ています（厚生労働省『健康寿命の令和元年値について』より）。

ということは、先ほどの平均余命と健康寿命を比べると一〇年くらいの差があることがわかります。

◆最後の一〇年間をどう生きるのか

この約一〇年の差は、一体何を意味しているのでしょうか。

それは、私たちが「死ぬまでの約一〇年は、健康に過ごせない」ということを示しています。つまり、寿命が訪れるまで約一〇年もの長い間、私たちは何らかの病気や障がいを負って、日常生活に制限があったり、寝たきりや認知症で介護が必要な状態になっているかもしれないということです。

私たちが理想とする「ピンピンコロリ」は、健康寿命と平均余命がイコールでなければ実現しません。それなのに、一〇年も不健康に苦しみながら生き続けなくてはならないなんて、まさに生き地獄……。想像しただけで恐ろしくなります。

そんな怖いことを今から考えるなんて、ちょっと嫌ですよね。誰もが、不健康で苦しむとは限りませんし、自分はピンピンコロリで死ねるかもしれないと、そう希望を抱いている人もいるでしょう。自分が死ぬまでの間、不健康に過ごす一〇年間を想像し計画を立てるなんて、楽しいものではありません。

でも、その辛い作業から逃げずにきちんと向き合い、準備をしている人がいます。

それが、愛され高齢者の方々です。現実から目を背けずに、きちんとそのときのために準備してきたからこそ、最期まで自分らしく生きることができたのでしょう。

◆まさかのときに備え、自分の考えを伝える

人生の最後の一〇年は、多くの方が健康に生きられない可能性が高いとわかりました。しかし、だからといってその一〇年で誰もが必ず病気になるわけではありません。人によってはもっと早く、もしくは、もっとずっと遅いかもしれません。

まさかのときが、いつ自分の身に降りかかるのかは誰にもわからないですよね。

でも、ピンピンコロリが理想だからと、まさかのときを想像せず何の準備もしてこなければ、いざというときに困ってしまうのは誰でもなく自分自身なのです。

「どうして私がこんなことに」「まさか、こんなことになるなんて」。そんなふうに、いざそのときがきたら、現実を受けとめられない人は多いです。病気や死は誰にでも

訪れるものだとわかっているのに、そうなったときにどうしたいのかを考えてこなければ、混乱してしまうのは仕方のないことです。

ですが、動揺し現実から逃げてしまうと、最期をどう過ごしたいのかを考える余裕がなくなってしまい、あれよあれよと残された日々は消えていき、その人らしい最期を迎えることができなくなってしまいます。

病気になったとき、寝たきりになったとき、余命わずかになったとき。

自分がいつまで治療を続けたいのか。最期は好きなように過ごしたいのか。余生を過ごす場所はどこにしたいのか。まさかのときに備えて、考えておきましょう。

たとえば、こんなことがあったとします。

あなたは今年九〇歳になります。大きな病気をせずに、自宅で家族と暮らしてきましたが、お正月に大好きなお餅を食べていたところ、喉に詰まらせてしまいました。飲み込むことも吐き出すこともできず、息ができずに、やがて倒れてしまいます。そばにいた家族は大あわてで応急手当てをしながら救急車を呼びました。要請から五分後に救急車が到着しました。幸い餅は取り除くことができましたが、その頃あなたはもう虫の息で、天国への階段を上り始めています。

朦朧《もうろう》とした意識の中であなたは、「大好きなお餅で死ねたなら御の字だわ、長生きして家族に囲まれながら幸せな気持ちで天国に旅立てる」と思うかもしれません。でも、そんなあなたの気持ちを知らない家族は、あなたを助けようと必死で救急隊員に「お願いです、助けてください」と懇願します。救急隊員は直ちに心臓マッサージを開始し、救急車に乗せて病院に向かいます。その途端、あなたの天国への階段は外されてしまうのです。

気がついたときには、病院のベッドの上。人工呼吸器が口につながれ、話もできず、身体を動かせない状態です。心臓マッサージの影響で肋骨が折れ、身体は痛みで引き裂かれそうになっています。でも、苦しいとも痛いとも言えず、目も開けられず、ただ機械と薬で生かされるだけの日々が始まってしまったのです。

あなたは「お餅を食べて死ねるなら本望だったのに、どうして私を助けたんだ」と、終わりの見えない治療の中で、いつしか家族を恨めしく思ってしまうかもしれません。

もし、こんなことが現実に起こるとわかっていたら、あなたはどんな準備をするでしょうか。

きっと、「九〇歳くらいまで長生きしたら、倒れても何もせずにそのまま死なせてほしい」「たとえ、餅を詰まらせて死んでも悔いはない。心臓マッサージも人工呼吸器もつけないでほしい。そのまま自然の流れに任せていいから」と、自分の最期の在り方についての希望を家族に伝えるでしょう。

家族は、あなたの言葉に「何言ってるの」とあきれたような顔をするかもしれませんが、「九〇歳くらいまで生きられたら自然に死にたいと思っているんだな」というあなたのビジョンを知ることができるのです。

まさかのときはいつ起こるかわかりません。ですから、自分がそのときはどうしてほしいかを、あらかじめ周囲に伝えておくことが大切です。

あなたの希望がわかっていれば、残される人たちも、本人の希望を叶えようとしてくれるでしょうし、一緒に最期の過ごし方を考えることだってできます。

終活で葬式やお墓の準備、片づけや不要品を処分して身辺整理をすることも大切なことです。ですが自分がこの世を去った後の準備だけではなく、この世を去るまでの最後の一〇年間をどう生きたいのかを、ぜひ愛され高齢者の方々のように想像する力を発揮して考えてみてください。

幸せな人生の終末を迎えられるかどうかは、自分がどれだけ準備をしているかで決まります。「いい人生だった」と思いながら最期のときを迎えられるように、今のうちから考えておきましょう。

与え続ける力

「気を付けて帰ってね。遅くまでご苦労様」

「元気そうな顔を見れて安心したよ」

「私にできることがあったら言ってね」


このあたたかい言葉は、私が病院で患者さんから言われたものです。入院中の患者さんは、辛い治療や苦痛に耐えながら病気と闘っています。そんな大変なときでも、こんなふうに大きな愛情を与えてくれるのが、愛され高齢者の方々なのです。彼らは長い人生の中で、たくさんの人たちに幸せの種を蒔《ま》き続けてきました。

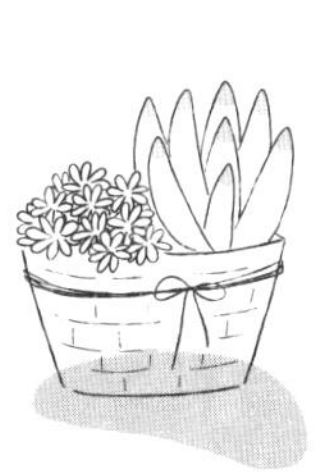

病院では手のかかる患者さんでも、家族からとても愛されている方もいます。とても手がかかり「自宅に戻るのは難しいのでは？」と思う方でも、家族は家に連れて帰りたいと申し出てくれ、大好きなご家族に囲まれて最期を迎えたというお話を聞いたりします。

私たち医療者にとっては、その人との出会いはそのときだけで、患者さんの人生の一部分しか見ることができません。他人の私たちには、冷たく乱暴な態度だったり、暴れたり怒ったりすることがあっても、それがその人のすべてではありません。

ご家族はその方のこれまでの生き様をよく知っていて、私たちから見て大変な人でも、家族にとっては自分たちを大切にしてくれる大事な家族であることに変わりないのです。

彼らがこれまでずっと、家族に幸せの種を蒔いてきたからこそ、まさかのときには、その花が満開となり、今度は家族がその方を幸せにしたいと支えてくれるのかもしれません。これまで蒔いてきた幸せの種が、こんなふうに巡り巡って自分のもとに戻り、大きな花を咲かせることがあるのですね。

◆周りの人の幸せを願い、行動してみよう

「家族にいい印象を持たれていないから、最期は独り寂しく死ぬんだ」
「自分には家族も良くしてくれる周りの人間もいない」

もしかしたら、そう悲観してしまう人もいるかもしれません。でも、幸せに人生を終えることを諦めることはありません。

＊　＊　＊

本章では、これまで愛され高齢者の持つ六つの力について紹介してきました。
一つめは、笑顔の力。
二つめは、感謝と好意を伝える力。
三つめは、ポジティブに切り替える力。
四つめは、意志を貫く力。

五つめは、想像する力。
そして、最後の六つめが、与え続ける力です。

この六つの力は決して選ばれた人だけが持っている特別なものではありません。誰もが愛され高齢者のように周囲から愛される力を持ち、そして、彼らのように周りの人に幸せを与えられる力を持っているのだと私は思っています。
そんなに難しく考えなくても、周りの人を幸せにする方法は、案外、そこら中にあふれています。

たとえば、
＊おいしいものを一緒に食べる
＊きれいな景色を見る
＊相手を褒めてあげる
＊贈り物をする
＊面白い冗談で笑わせる

など、色々とありますよね。誰かの幸せそうな笑顔を想像しながら、贈り物をしたり、旅行を一緒に楽しむのも素晴らしいことですが、もっと簡単に手間や時間をかけなくても、すぐに周りの人を幸せにする方法があります。

それが、最初のほうでお伝えした「笑顔」と「ありがとう」です。

レストランで食事をしたときに「ありがとう、美味しかったよ、ごちそう様」と笑顔で伝えると、「ありがとうございました」とお店の人はうれしそうに笑顔で応えてくれますよね。あなたが「笑顔」で「ありがとう」と言うだけで、こんなふうに幸せな笑顔になれる人が必ずいます。誰かを幸せにするとなると、何か大きなことを想像しがちですが、幸せの大きさは重要ではありません。小さな幸せをまき続けることも、とても素晴らしいことですよね。

そうした積み重ねの一つ一つが、やがて大きなものとなり、いつしかあなたは周りから「あなたがいてくれて良かった」と思われる存在になっているかもしれません。

自分の行動次第で人生は明るいほうへ向かいます。
ですから、最期の最後まで、「幸せでいること」「愛されること」「自分らしくいること」を手放さないでください。

まずは「笑顔」。
そして、「ありがとう」からはじめましょう。
そうすれば、ほら。
小さな幸せの種が芽吹く音が、どこかから聞こえてきませんか？

第2章

幸せに人生を終えた人から学んだこと

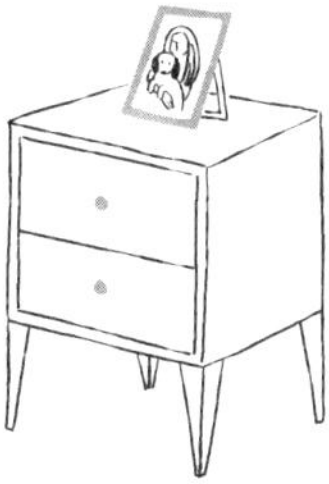

第2章では、私が出会った愛され高齢者の方々の中でも、特に思い出深い人たちのことをお話しします。

看護や介護を通して触れ合っただけですが、そのわずかな時間を通して、本章に登場する方々は、たくさんの大切なことを私に教えてくれました。

元気になりたい。
家族に迷惑をかけたくない。
辛い治療はしたくない。
家に帰りたい。

満身創痍《まんしんそうい》の身体、認知能力が著しく衰えた状態にあっても、治療で細くなった手首や痩せた背中、あるいはちょっとした言葉のやりとりから、ご本人のこうした強い意志と覚悟をひしひしと感じました。

患者さんの想いを受けとめるのが、辛くなるときもありました。
でも、必死で「生きよう」とする人たちは、私を鼓舞する希望でもありました。

第1章で紹介した「六つの力」は、よりよい方向へ人生をコントロールする力ですが、本章に登場する人々は、私にこの「六つの力」を教えてくれた人たちです。まさに生き様を通して、かけがえのない「贈り物」を授けてくれました。そのことを胸に刻みながら、今日もたくさんの高齢の患者さんの看護に励んでいます。

どの方の生き方にも、一本筋が通ったような、凛《りん》とした美しさを感じます。自分が最期を迎えるときがきたら、この方々の生き方の幾分かでも参考にできたらと思わずにいられません。
一七人それぞれの人生終盤のお話から、「どう生ききるか」のヒントをぜひ考えてみてください。

楽しいことを考えて過ごそう

高齢の患者さんの中には「認知症にだけはなりたくない」とおっしゃる方がいます。その言葉の裏には、「認知症になって家族に迷惑をかけたくない」「迷惑をかけていることすらわからなくなることが怖い」という切実な気持ちが隠れているようです。

自分のことや大切な家族のことまで記憶から消えてしまうかもしれない認知症の症状に恐怖を覚えるのは当然のことかもしれません。

ですが、認知症になったからといって、何もかもが悪い方向に行くわけではないと私は思います。なぜなら、認知症になっても愛され続け、周囲を幸せな気持ちにさせてくれた方を、たくさん見てきたからです。

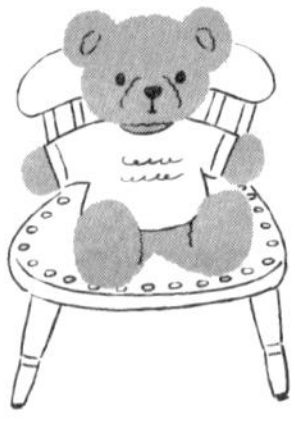

◆幸せな夢を見続けた昭雄さん

昭雄さんは私の大好きな患者さんの一人です。入院していた当時八〇代だった昭雄さんはぽっちゃりした体格で、そのお顔にはいつもにっこりと笑みを浮かべていて、まるで七福神の大黒天様のようでした。

食べることが大好きだったそうですが、入院する二週間ほど前から食が細くなり、食べられなくなってしまいました。かかりつけのクリニックを受診したものの、食欲が戻らない日が続いたそうです。やがて栄養状態が悪くなり、体力もなくなって、ほとんど寝たきりの生活になってしまい入院したのでした。

昭雄さんには入院前から軽い認知症がありましたが、ご自宅で奥様と一緒に不自由なく生活されていました。

認知症といっても、その程度は人それぞれです。認知症を患っていても一人暮らしができる方から、二四時間、誰かの助けなしには生活ができない方までいます。

昭雄さんの場合は、忘れっぽいこと以外は特に困ったことはなかったと奥さんは言います。その言葉通り穏やかで、一見すると認知症があるようには見えませんでした。看護師に対してもとても丁寧で「お世話になります。よろしくお願いします」と、お会いするたびに頭を下げてくださいました。

私が夜勤に就いていたある日のこと。夜中に巡視のため昭雄さんのお部屋に行くと、寝ているはずの昭雄さんのベッドから何やら声が聞こえてきます。どうしたのかと心配になり、そっとカーテンを開けて昭雄さんのベッドをのぞくと、昭雄さんは目を閉じたまま、何か話をしているようでした。何を話しているんだろうと、気になって耳を澄ませてみると、

「もう駄目だよ、これ以上やめてー」

と昭雄さんが大きな声で言ったのです。私は驚いて「大丈夫ですか？　どうしました？」と、尋ねると、昭雄さんは目を閉じたままはっきりとこう口にしたのです。

「もう食べられないよー。これ以上は食べられない」

なんと、大きな寝言だったのです。きっと何かおいしいものを食べている夢でも見ていたのでしょう。

ずいぶんはっきりした声での寝言に驚きましたが、何かあったわけではないとわかって、ホッとしました。

◆認知症でも、食事が摂れなくても

翌日、昭雄さんは、治療のために食事を摂《と》ることができませんでした。

朝七時半、病棟に朝食が届き、配膳されます。お味噌汁やごはんのいい匂いが漂っています。同室の患者さんたちに私が朝食を配り始めると、昭雄さんは

「えー、また食べるの？　もう食べられないよ」

と言います。自分にも食事が届いたのだと昭雄さんが勘違いされたのだと思い、

「昭雄さん、ごめんなさい。昭雄さんは治療の日なので食事がないんです」

と私は伝えました。すると昭雄さんは、

「そうかー、良かった。昨日、お寿司を二〇人前も食べたから、今お腹いっぱいなんだ。そのお寿司ね、僕が作ったんだよ。だけど、作り過ぎちゃってさ。だから、たくさん食べたんだよ。お腹がはち切れるかと思った」

と笑いながら話されました。昭雄さんはお寿司を食べる夢を見ていたのですね。

「昭雄さん、そんなにたくさんお寿司を食べたんですか？」

と私が尋ねると、

「うん、すごくおいしかった。この世のものとは思えないくらいおいしかった。また、食べたいな」

と、にこにこと笑って言いました。幸せそうにお寿司のことを話す昭雄さんを見ているうちに、こちらの気持ちまで和んでしまいます。こんなふうに、昭雄さんはいつも幸せな夢を見ているような方でした。


ある日のこと。また食事をしてはいけない期間にお部屋を訪ねると、昭雄さんが口をもぐもぐさせています。私はあわてて「昭雄さん、お口の中見せてください！」と言って、昭雄さんの口の中を確認しました。でも、大きく開けた口の中は空っぽです。空っぽの口を閉じた後も、昭雄さんはもぐもぐと口を動かし続けています。そんな昭雄さんの行動を不思議に思い、「昭雄さん、何か食べてるんですか？」と、訊いてみました。すると、昭雄さんはひと言、「イセエビ」と答えたのです。

私は思わず笑ってしまいました。昭雄さんはなんと、病院にいながら想像のイセエビを味わっていたのです。どんなイセエビの料理だったのかまではわかりませんでしたが、昭雄さんのもぐもぐはその後何度も続いたのでした。

食事が食べられず辛いと嘆くのではなく、想像の中で楽しく食事している昭雄さん。そんな明るく楽しい昭雄さんに会うのが、私は毎日楽しみでした。

◆幸せな夢を見ながら天国へ

「イセエビ」のことがあってから何日か後に、昭雄さんは突然、亡くなってしまいました。あんなに幸せそうに笑っていたのに、さよならする日がこんなに早く訪れるなんて思ってもみませんでした。

突然の訃報《ふほう》にもかかわらず、ご家族はすぐ病院に駆けつけてくれました。奥さんは茫然《ぼうぜん》と立ち尽くし、目の前の現実を受け入れられていないようでした。それでも、淡々と、医師の話を聞き、葬儀の手配を行い、家族や親族に連絡を取っていました。

看護師が昭雄さんのご遺体をきれいにしてから、奥さんと一緒に霊安室に向かいました。霊安室の前には、息子さんと娘さんが待っていてくれました。お子さんたちが、「お父さん」と言いながら昭雄さんのところへ駆け寄ります。すると、それまで気丈に振るまっていた奥さんの目に涙がいっぱい溜まっていきました。奥さんは昭雄さんのお顔に触れ、

「お父さん、どうして、こんな急に……」

と、声を震わせて言いました。お子さんたちの姿を見て、奥さんはやっと抑えていた感情を表に出すことができたようでした。

昭雄さんの死に顔は穏やかそのもので、本当に眠っているようでした。

「まるで眠っているかのようね。死んだなんて嘘みたい……」

奥さんはそう言うと、私のほうを向きました。私は奥さんに、

「本当に穏やかなお顔ですね」

と伝えました。奥さんは、涙をこぼしながらうんうんと頷き、昭雄さんのお顔を撫でました。

「昭雄さんは、料理を作る仕事をしていたんですか？」

私は唐突にこんな質問を奥さんにしました。すると奥さんは、不思議そうな顔をしながら、

「ええ。定年までずっと板前として働いてました。でも、どうして？」

と答えてくださいました。

「実は入院中、昭雄さんはずっと食べ物のお話をしてくださっていました。この前は、食べきれないほどのお寿司を握って、お腹いっぱい食べて『幸せだー』って、にこにこしながら私に話してくれたんです。だから、もしかして、と思って」

と、私は入院中の昭雄さんの様子をお伝えしました。その話を聞いて、奥さんとお子さんたちから笑みがこぼれました。

「お父さんらしい。この人、寿司職人だったんです。お寿司が大好きで、食べることが大好きで。きっと今も天国でお腹いっぱいお寿司を食べているんでしょうね」

奥さんは昭雄さんの顔を見ながら、笑顔でそう話してくれました。その言葉を聞いていた息子さんと娘さんも、微笑みながら昭雄さんを見つめていました。

「お父さん、幸せな夢を見ながら天国に行ったのね」

奥さんは、そう昭雄さんに声をかけました。

◆笑顔で過ごしていたからこそ、周囲に愛された

突然訪れる死は、家族に深い悲しみを与えます。でも、昭雄さんはその愛らしい人柄で、家族の悲しみさえも和らげることができたように私は思いました。

想像の世界でお腹いっぱい食べていた昭雄さん。それは認知症ゆえか、昭雄さんの茶目っ気ある人柄がそうさせたのか、傍目《はため》にはわかりません。ですが、昭雄さんは認知症があったからこそ、辛い気持ちや苦しい気持ちで最期を迎えずにすんだのかもしれません。

昭雄さんは、何よりも大好きだった「食べること」ができなくなったときも、辛い顔をせず笑顔で過ごされていました。そして、その人柄ゆえに周囲からとても愛されていました。

亡くなった後も、家族に笑顔をもたらすことができた昭雄さん。彼は日ごろから**「笑顔の力」**があったのだと、私は思うのです。

認知症になるのは、多くの人にとって好ましくはないことだと思います。でも、昭雄さんのことを知ると認知症も悪いものではないと感じませんか。

毎日、楽しい夢を見て、辛いことも楽しいことに変えてしまうなんて、すごいことです。将来、自分が認知症になったとき、昭雄さんのように、想像上で好きなものに囲まれて過ごせたら、とても幸せなことですよね。私が認知症になったら、愛猫に囲まれている幸せな夢を見てみたいものです。

皆さんなら、認知症になったとき、どんな幸せな夢を見たいですか？

今まで通りを貫こう

「なんだお前！　馬鹿野郎！」

　これは、源さんの口癖です。源さんは九〇代のおじいさんで、誤嚥性肺炎を患い入院してきました。坊主頭の小柄な方でしたが、いつも眉間に皺を寄せていて、まるで金剛力士像のような迫力のあるお顔をされている方です。

　源さんは毎日、朝起きてから夜寝るまでのほとんどの時間、ずっと怒っています。「おはようございます」と挨拶をすれば、「なんだ、お前は！」と怒りの形相《ぎょうそう》でこちらを睨《にら》んできます。「これから点滴をしますね」と説明をすれば、「馬鹿野郎！　うるさい、触るな！」と手足を振り回して大暴れ。目が合っただけでも「なんだ！」と怒

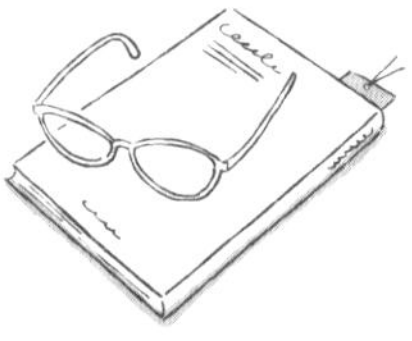

られてしまいます。

源さんは認知症を患っています。そのため、何度説明しても、なぜ自分が病院にいるのか、どんな治療をしているのかを忘れてしまいます。

ですから、源さんは毎朝目が覚めるたびに、ここがどこなのか、どうして自分は家にいないのか、周りにいる人間が誰なのか、まったくわからない状況で一日が始まるのです。気がつけば、毎回知らない場所にいて、知らない人に囲まれて、身体を触られたり、突然怪しげな注射をされたりするんですから、威嚇《いかく》し抵抗してしまうのは当たり前の反応かもしれません。

源さんは私たちを、突然連れ去って閉じ込めている悪の組織のように思っているのでしょう。だから、看護師などに対して不信感を募らせて怒ってしまうのかもしれません。

もし私が源さんなら、きっと同じように怒ってしまうことでしょう。誰だってそうかもしれません。源さんの気持ちも、とてもよくわかります。

しかし、看護や介護をする私たちにとって、源さんのような人と対峙《たいじ》するのは大変なことでした。私たちは悪の組織ではなく、源さんの身体を守る医療者なのです。源さんのためには、嫌がられても怒られても治療をしなくてはなりません。

しかし、そこは源さんにはわかってもらえませんから、治療のために点滴の針を入れるときも、オムツを替えるときも、毎回、大暴れ。四人がかりで源さんを押さえて点滴の針を入れたこともありました。私たちも源さんに蹴られ、叩かれ、髪を振り乱しながら、なんとか治療を継続させたいと必死です。

そして、やっとの思いで点滴の針を入れ終えれば、また「馬鹿野郎！」と罵声《ばせい》を浴びせられてしまうのです。

リハビリをしてくれる理学療法士に対しても、「勝手に触るな！」「あっちへ行け！」と怒鳴り散らしていたので、源さんは足腰が弱らないようにする訓練がほとんどできませんでした。

そのせいか、治療が終わり、退院の見通しが立つ頃には、源さんはほとんど寝たきりになってしまったのです。それに加えて、怒りん坊で乱暴者で、認知症もある源さんが、はたして自宅に帰ることはできるのかと、私は不安になりました。

◆怒りん坊のまま家族に迎えられて自宅へ

源さんは家に戻ることはできないかもしれないと私は思っていました。

昔と違って今は子どもの世帯と別々に暮らしている方が多いですし、同居していたとしても、子ども夫婦が共働きだったりすると、寝たきりになった親の介護をできる状況ではないことが多いものです。

加えてあの攻撃的な源さんの様子を見ていると、家族は介護に耐えられないのではないかとさえ思えました。いつも怒って暴れる源さんを二四時間つきっきりで介護するのは大変なことです。ましてや、あんなに乱暴な認知症の方を介護施設が受け入れてくれるかどうかわかりません。

源さんの行き先はなかなか決まらないのではないかと私は思っていました。

しかし、私の予想はあっけなく外れます。

なんと源さんは自宅に帰って行ったのです。しかも、ご家族に笑顔で迎えられて。

退院の日、ご家族の方はこう言いました。

「おじいちゃんは大工の棟梁《とうりょう》だったせいか、昔から職人気質なんです。だから、普段から口は悪いし、暴れるし、すぐ手は出るしで、病院でもご迷惑をおかけしたかもしれません。でも、心根の優しい人で、孫にはうんと甘いし、いいおじいちゃんなんですよ。あの口の悪さがおじいちゃんらしいっていうか。『馬鹿野郎！』っていう言葉があってこその、おじいちゃんなんです」

私はてっきり、認知症がひどくなったから攻撃的になっているのだと思い込んでいたのですが、源さんは昔から変わらず、自分らしさを何一つ失っていなかったのです。

源さんはいつも怒りん坊でしたが、だからこそ、たまに見せてくれる笑顔が鮮明に私の記憶に残っています。

ご家族からもお聞きしていたのですが、源さんはときどき、ニカッと笑うことがありました。邪気のない、とても素直で優しい笑顔でした。いつも怒っている源さんが満面の笑みになると、私たち看護師もとてもうれしい気持ちになりました。

「馬鹿野郎！」と叫んで大暴れして怒った後、看護師が去ってからカーテン越しに「ありがとな」なんて言ってくれることもありました。


いつも不機嫌で気難しいけれど、ときおり大きな笑顔と温かな感謝の気持ちをくれるおじいちゃん――。源さんは元々そういう方だったのですね。

一見、とても手のかかる人に見受けられましたが、昔から源さんと接してきたご家族にとっては、それがいつも通りの源さんだったのです。

源さんには、今までの人生で築いてきた家族との絆があり、それがあったからこそ、家族に笑顔で迎えられ、住み慣れた我が家に帰ることができたのでしょう。

源さんがたまに見せてくれたあのニカッという笑顔と、カーテン越しに言われた「ありがとな」という言葉は、愛され高齢者の **「笑顔の力」** と **「感謝の力」** を持っている方の中でもちょっと変わったタイプとして印象に残っています。

そして、これまでの家族との関係性からわかるように、源さんは家族に幸せの種を蒔き続けてきたことから、「**与え続ける力**」も持っていたのだと思います。だからこそ、家族は源さんを大切にし、受け入れてくれたのでしょう。

一見、愛され高齢者らしからぬ源さんですが、実はこんなふうに周囲から愛される力をたくさん持っていたのですね。


退院してから二日後、源さんはご自宅で亡くなったとお聞きしました。

ほんの二日間だけですが家に帰ることができ、大好きなご家族に囲まれて、大好きなお酒も少しだけ飲むことができたそうです。


源さんは認知症になっても寝たきりになっても、愛され続けてこの世を去りました。どんな状態であっても、これまでの生き方や人との関わり方で、その人の最期は決まるのだと、そう私に教えてくれました。

家族を大切にしよう

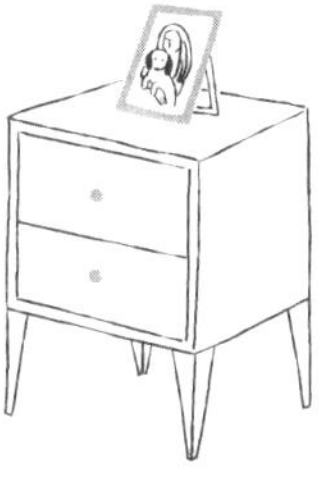

八〇代の小百合さんは、品があり、いつも穏やかな受け答えをしてくださる素敵な女性でした。

病院に入院してきたとき、小百合さんは食事が摂れなくなってやせ細り、衰弱していました。原因を探るための検査で、大腸がんが見つかりました。

しかし、小百合さんご本人はそのことを知ることはありませんでした。小百合さんがショックを受けるだろうからと、家族が告知しないと決めたからです。本人にはお腹にできものがあり、その治療をしているとだけ伝えられました。

何の病気かわからない中でも、小百合さんが弱音を吐くことはありません。いつも気丈で、体調が優れないときでも「大丈夫です。我慢できます」と答えたり、何度採血してもひと言も痛いとは言わずに「大丈夫ですよ」と落ち着いて答えてくれます。痛みを伴う治療も、静かにじっと耐え忍んでいました。

小百合さんのところに、息子さんからお手紙が届いたときのことです。

「私、目がよく見えないから、代わりに読んでくれますか?」とおっしゃるので、代読したことがあります。

「お母さん、早く元気になってね。頑張って。待ってるから」

小さな便箋にはそう書いてありました。その、ごく短い文章を聴いて、小百合さんは涙を流していました。

いつも凛として芯の強い人だという印象の小百合さんが人前で泣くとは思っていなかったので、その急な涙に私はあわててしまいました。あたふたと、ティッシュを差し出す私に小百合さんは涙を拭きながら微笑んで、「何か書くものを持ってきてくださいますか?」と言ったのです。

私は急いで紙とペンを用意しました。小百合さんは「ありがとう」と言い、それを受け取ると、その日の夜、消灯時間まで熱心に何かを書かれていました。

就寝時間に電気を消すために部屋を訪れると、小百合さんはまだ何かを書いているようでした。

「お手紙を書かれているんですか？」と私が尋ねると、小百合さんは「いいえ、違います」と言います。

そんな長い時間、一体、何を書いているのか気になりましたが、そのときはそれ以上尋ねることはしませんでした。

後日、小百合さんのお部屋に行くと、熱心に書いていたものがテーブルの上に無造作に置かれていました。

「小百合さん、書き終わったんですか？」と私が訊くと、小百合さんは硬い表情で私と視線を合わせずに、「もういいの。途中でやめちゃった。それは引き出しにしまっておいて」と言いました。

いつもと様子が違う小百合さんに、私は戸惑いました。

その紙には震える字でこう書かれていました。

「私が死んでも悲しまないで。ありがとう」

詳しい病名もわからず、退院の見通しもなく、いつ家に帰れるかもわからない。コロナ禍で、家族にも会えないまま。そんな中、小百合さんは独りで不安に耐えていたのかもしれません。「自分はもう助からない命かもしれない」と思い、心を苦しめていたのでしょう。

小百合さんの震える文字に、その思いがすべて詰まっているように感じました。

それから数日後、ご家族とのビデオ通話による面会がありました。そのときの小百合さんは打って変わってとても明るい笑顔で、ご家族とお話しされていました。

「私は元気だから心配しないでね」

「それより、あんたたちはちゃんとごはん食べてるの？」

「風邪をひかないようにね」

「ここの病院の人たちはとてもよくしてくれてるから大丈夫よ」

一五分ほどのビデオ通話が終わると、小百合さんはベッドに崩れ落ちるように横になり、「少し、休ませてください」と言いました。

小百合さんは、家族に心配をかけないよう、ビデオ通話の間、精いっぱい元気な姿を見せていたのでしょう。

それから数日後、小百合さんは急に状態が悪化し、亡くなりました。

◆自分のことより家族のことを優先

最期に立ち会った娘さんは、「この前、あんなに元気そうにしていたのに、急にこんなことになるなんて」と驚き、とても悲しまれていました。

小百合さんは死が近いことを悟っていたのかもしれません。だからこそ、ビデオ通話では、最後の力を振り絞ってご家族に元気そうな自分の姿を見せたのかもしれません。

突然の死に、ご家族は悲しみに包まれました。しかし、ご家族が最後に見た小百合さんは、明るく元気に笑っている姿でした。もし、小百合さんがビデオ通話のときに苦しそうにしていたら、きっとご家族は毎日不安で心配で仕方なかったことでしょう。

入院中も、小百合さんが「家に帰りたい」と口にしたことは一度もありませんでした。本当は、家に帰りたいという気持ちはあったはずですが、自分が辛そうにする姿を見せて、心配をかけたくないという想いがあったのでしょう。

「私は元気だから心配しないでね」

この言葉は、家族に心配をかけまいとする、小百合さんの優しさだったのです。小百合さんには、自分が辛いときも家族の心情を**「想像する力」**があったからこそ、最後の力を振り絞って、精いっぱい明るい自分を演じられたのかもしれません。

残される人たちへの優しさにあふれた小百合さん。彼女は病院で亡くなりましたが、それは小百合さん自身の選択でした。

残される家族の記憶の中に、病気で苦しむ小百合さんの姿はありません。家族と離れて病院にいたからこそ、彼女は自分らしく、子どもたちの思い出の中にいる、明るい元気なお母さんのままでこの世を去ることができたのかもしれません。

明るく元気に「ちゃんとごはん食べてるの？」と微笑む優しい小百合さんの姿が、ご家族の最期の思い出になったのです。

震える文字で書いた、「私が死んでも悲しまないで。ありがとう」という手紙は、家族への愛を表していたのでしょうね。

私は大丈夫だから、安心して。
悲しまないでいいの、だからずっと笑顔でいてね。

自分が亡くなった後の家族の気持ちまで想像し、癒やしの言葉を用意していた小百合さん。本当に家族を大切に思い、優しく愛に満ちた人だったのだと思います。

希望を伝えよう

恵美子さんは末期のすい臓がんと診断され、五〇代という若さで余命数か月と宣告された患者さんでした。

物腰が柔らかく、いつも優しくて、笑顔がかわいらしくて、まるで昭和のアイドルのような雰囲気の愛らしい印象の方でした。恵美子さんが入院していたのは新型コロナウイルス感染症の流行前でしたから面会の規制もなく、旦那さんや娘さんが毎日、仕事帰りに病院に来て、楽しそうに話されていたのを覚えています。

しかし、病はそんな幸せな家族にも、容赦なく襲いかかりました。見た目は元気そうに見えても、がんはどんどん進行していたのです。

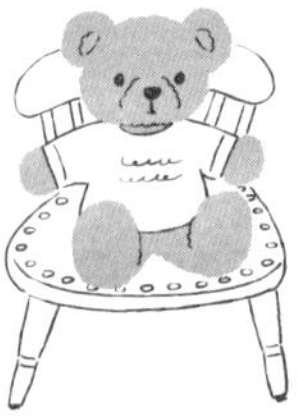

入院後しばらくして、恵美子さんはお腹や背中に鋭い痛みを訴えるようになりました。痛みはやがて全身へ広がり、恵美子さんを苦しめました。がんが全身に転移したのです。

がんの痛みは、人それぞれ違うといわれますが、恵美子さんのそれは刺し込むような鋭い激痛が昼夜を問わず一日のうちに数回あったそうです。

恵美子さんは痛みが現れると、眉間に皺を寄せ、フーフーと息も荒く、全身に力を入れ、耐えていました。その姿に、看護師が「痛み止めをお持ちしましょうか？」と声をかけますが、恵美子さんは、「大丈夫です。少し経てば落ち着きますから」と言って限界まで我慢し、痛み止めの薬を勧める私たちにも迷惑をかけまいとします。

恵美子さんは、まるでたった独りで全身のがんと闘っているようでした。

私たちが普段痛み止めとして飲むようなお薬では、がんの痛みには到底対応しきれません。そのため、主治医は恵美子さんに医療用麻薬を使って、痛みの緩和をする緩和治療を始めました。

医療用麻薬の内服が始まると、少しずつ効果が現れました。痛みが和らぎ、笑顔も増え、恵美子さんは一時、苦しみから逃れたように見えました。

しかし、痛みが軽減すると、今度は医療用麻薬の副作用で生じた吐き気に、四六時中苦しめられるようになります。吐き気のせいで食事も水も摂れなくなった恵美子さんは衰弱し、二四時間の高カロリーの点滴が開始されました。それからは寝たきりの日々が続き、吐き気や痛み、強い倦怠感《けんたいかん》のせいで、自分でトイレに行くこともできなくなってしまいました。

そして、ついには寝たきりになり、オムツを着けることになってしまいました。まだ五〇代という若さの恵美子さんにとっては、精神的なショックが大きかったと思います。

恵美子さんは、私がトイレの介助をするたびに「こんなことさせて本当にごめんなさい。ありがとう」と、申し訳なさそうに言いました。私は恵美子さんにそんな言葉を言わせたくありませんでした。

本当なら、トイレに連れて行ってあげたい。けれど、吐き気や痛みで、トイレまで移動する動作すら身体の負担が重いのです。がんは、恵美子さんの自尊心をも傷つけていきました。

予想をはるかに超える速さで、恵美子さんの命は削られていくようでした。恵美子さん自身も、そのことを感じ取っていたのかもしれません。家族と笑顔で会話を楽しんでいた日が、もう遠い昔のことのようでした。

それからしばらく経ったある日のこと。恵美子さんはこんなことを看護師に話しました。

「一度でいいから、一日でもいいから、家に帰りたい」

帰るのであれば、今が最後のチャンスかもしれない。主治医も看護師もスタッフ全員がそう思いました。

なぜならその頃、恵美子さんは医療用麻薬の副作用が落ち着き、痛みも吐き気もほとんどなくなり、穏やかに過ごせるようになってきていたからです。

◆家族と医療チーム、そして本人も一丸となって

「家に帰りたい」という恵美子さんの願いを叶えるために、家族と医療チームが皆で動き出すことになりました。家に帰るためには様々な準備が必要です。家でも医療処置が続けられるよう家族の協力は必須でした。

点滴や薬の使い方をご家族が学び、習得してもらうことになりました。ご主人も娘さんも、仕事の合間を縫って病院に通い、恵美子さんのために点滴の作り方や、医療用麻薬の使い方など、慣れない医療処置を覚えてくれました。

私はある日、娘さんに、オムツの介助方法を説明することになりました。実際に、娘さんと一緒に、恵美子さんのベッドサイドで、オムツを交換する方法を実践しようとしました。ですが、そのとき、トイレの介助のときにいつも恐縮している恵美子さんの姿が、ふと頭をよぎったのです。

他人である看護師にも申し訳なさそうにしていた恵美子さん。もし娘さんに自分のオムツの世話をさせるとなったら、もっと心苦しいと思うに違いありません。そう思った私は、オムツを交換しようとした手をいったん止めました。

娘さんはまだ二〇代と若く、オムツを触ったこともありません。ですから、オムツの使用方法を伝えるためには、まず実践してみることが一番です。

しかし、それは恵美子さんの母親としての尊厳を傷つけてしまうことになるのではないかと思ったのです。私は少し考えて、恵美子さんに協力を仰ぎ、パジャマの上からオムツを着ける練習をすることで、実際のイメージをつかんでもらうようにしました。そして、細かな点は口頭で説明することにしたのです。

娘さんは、私が話をしている間も不安そうな表情を浮かべていました。実際に交換してみなければ不安だろうと思いましたが、恵美子さんの気持ちを想うと、その場で「一緒にやってみましょう」と言う気持ちになれませんでした。

でも、練習をしないことで実際に帰ったときに困ってしまうのは恵美子さん自身と娘さんです。私は、恵美子さんと娘さんにおそるおそる「実際に交換をしてみますか」と訊いてみました。

すると、ますます娘さんは不安そうな表情を浮かべます。そして、恵美子さんを見て、「どうしよう、ママ」と助けを求めるように言いました。娘さんは、まだ心の準備ができていなかったのです。お母さんのために一生懸命、頑張りたいという気持ちはあるけれど、母親のオムツの世話まですることに不安や抵抗があったのでしょう。

そんな娘さんの不安に気づいた恵美子さんは、きっぱりとこう言いました。

「大丈夫、大丈夫。私自分でトイレに行くから」

その頃の恵美子さんは倦怠感が強く、起きることもやっとという状態でした。しかし、恵美子さんはその言葉通り、その日から自分でトイレに行くようになりました。ゆっくり時間をかけてではありましたが、車椅子に乗って、再び自分でトイレに行けるようになったのです。

私はそんな恵美子さんの様子を見て、胸をつかれたような気分になりました。恵美子さん自身も、家に帰るために、家族のために懸命に努力している。そう思うと、心から恵美子さんのご意思を応援したい気持ちになりました。

退院に向けて頑張る恵美子さんは、元気を取り戻したかのように明るくなり、笑顔が増えていきました。家に帰るために在宅医や訪問看護師との話し合いも無事に終え、退院の前に一度試験外泊を行いましょうという話になりました。

恵美子さんはその話を聞いて、「久しぶりに家に帰れる。うれしい。皆さんに本当によくしてもらって。皆さんと一緒に頑張ってきたから退院できます。本当にありがとうございます」と言ってとても喜び、その日が来るのをいつかいつかと待ちわびていました。

しかし、待ちに待った試験外泊当日の朝。恵美子さんの容態が急変したのです。あと一時間ほどでご家族が迎えに来るという八時ごろ、恵美子さんの心臓の動きが、急に普段と異なる状態になったのです。突然のことに、恵美子さんも主治医も、スタッフも皆が戸惑いを隠せませんでした。

「どうして今日になって容態が悪くなるの。やっと家に帰れると思ったのに。あんなに帰れることを楽しみにしていたのだから、このまま帰らせてあげたい」

皆、口を揃えてそう言います。何より恵美子さん自身とご家族の心情を考えると胸が痛みました。

主治医も、外泊を許可するか大変悩みましたが、恵美子さんの容態を第一に考えた末、試験外泊はいったん中止にすると決めました。

恵美子さんはそのことを主治医から告げられると、とても落ち込んでいました。知らせを受けた家族が病院に駆けつけ、恵美子さんのもとへ行きました。ご主人も、娘さんも恵美子さんと同様にショックだったに違いありません。でも、「ママ、今はゆっくり休んで。また調子が良くなったら家に帰ろうね」と恵美子さんに寄り添い、励ましてくれました。

恵美子さんは自宅に戻ることを目標に、自分の身体に鞭を打って努力してきました。緊張の糸がプツンと途切れてしまったかのように、その日を境に、恵美子さんは再び、寝たきりの生活に戻ってしまいました。恵美子さんにとっては本当にラストチャンスだったのです。

それから数日後、恵美子さんは家族に見守られながら病院で息を引き取りました。家に帰りたいという恵美子さんの願いは、叶えることができませんでした。

「家に帰ることはできなかったけれど、みんなで恵美子のために一生懸命できる限りのことをして、頑張ることができたから……」

ご主人は息を引き取った恵美子さんを前に、涙ながらにそうおっしゃいました。

恵美子さんも「帰りたい」という一途な想いで、本当に一生懸命頑張ってきました。恵美子さんの頑張りをそばで見続けてきた看護師が「本当に頑張り屋で、家に帰るために一生懸命でしたよ」と伝えると、ご主人も娘さんもあふれる涙が止まらないようでした。

家族が一丸となって、恵美子さんの最後の願いを叶えるために、恵美子さんが安心して家に帰ってこられるようにと、それぞれがお互いのために本当によくやっていました。

病院と家、大切な家族は離れ離れになってしまいましたが、家族全員で同じ目標に向かって走り続けた時間は、とても意味のある日々だったのではないでしょうか。家族全員が強い絆で結ばれ、お互いのために努力し合えるのは、本当に素敵なことだと恵美子さんとご家族を見ていて思いました。

◆見守るだけではない、家族のあり方

恵美子さんが亡くなった後、私たちは恵美子さんのお身体をきれいにさせていただきました。恵美子さんのお顔は、がんで苦しんでいた苦痛に満ちた表情ではなく、穏やかな天使のような表情でした。

身なりを整えた後、娘さんに恵美子さんのお顔にお化粧をお願いしました。娘さんは不安な表情は一切なく、うれしそうに恵美子さんにお化粧をしてくださいました。

「ママ、結構明るめの色を使うことが多かったよね」

「ママは肌がきれいだからね」

「いい感じだよ、ママ似合う」

元気だった頃の恵美子さんをよく知っている娘さんは、そんなふうに恵美子さんと、親子の会話をしながらお化粧をしていました。唇にかわいらしいピンク色の口紅を塗り、薄く頬紅も入れて、色白でかわいらしい顔立ちの恵美子さんにぴったりのお化粧が仕上がりました。それは、本当にきれいなお顔でした。

「やっと家に帰れるね」

化粧を終えた娘さんが、恵美子さんにそう声をかけました。

明るい顔色のかわいらしい恵美子さん。娘さんのおかげで、自分らしい姿になって、家族と一緒にご自宅に帰っていきました。


余命幾ばくもない状態になると、苦しんでいる本人を前にして、ご家族は見守ることしかできません。そして、そんな何もできない自分たちに無力さを感じ、心苦しい状態に陥ってしまいます。

「私たちはもう、何もすることができない。あとはもう、お医者様と神様にすべてをお任せするしかない」、そう思われる方も多いでしょう。

けれども、医師や看護師にしかできないことがあるように、これまでの人生を共に過ごしてきた家族にしかできないことがあります。

医師や看護師が自分のために何かをしてくれたことよりも、ご家族が自分のためにしてくれたことのほうが、よほどその人の心を大きく動かします。恵美子さんもきっと同じ気持ちだったことでしょう。ご家族が自分のために一生懸命にしてくれていることのすべてが、何よりも生きる力になったのです。

ご家族にとっても、ただ恵美子さんの死を待つだけではなく、恵美子さんの願いを叶えるために精いっぱいのことをしてあげられたことが救いになったかもしれません。


恵美子さんもご家族も、病院にいながらではありましたが、一つの目標に向かって歩むことができました。恵美子さんが自分の希望を周りに伝えたことで、その動きが生まれたのです。恵美子さんには自宅に帰るという **「意志を貫く力」** がありました。

恵美子さんは、生前、その願いを叶えることはできませんでしたが、その意志の強さと、頑張りは周りの人の心を打ちました。ご家族の中で恵美子さんは今もずっと「頑張り屋の素敵なお母さん」として生き続けていることでしょう。私も恵美子さんと出会ったことで、どんなに苦しい状況でも人は何度でも立ち上がれるということを学びました。

全身をがんにおかされていても、最期まで自分を諦めない強さを持つことで、人は最期の最後まで輝き続けられると、恵美子さんは私に教えてくれました。

「幸せ言葉」をたくさん伝えよう

順子さんは、一年に何回か入院する常連の患者さんです。

軽い認知症もありますが、いつお会いしても明るい人柄は変わることがありません。久しぶりに病院でお会いすると、「あははは、また来ちゃったー。また頼むわー」と、病気を患っていると思えないほど明るく笑う方でした。

順子さんは関西弁をしゃべり、何か失敗しても「あははは、もうほんまにあかんわ」と大笑いして、くよくよする姿は見せません。底抜けに明るくて、どんなことも笑いに変えてしまう順子さんは、まさに「大阪のおばちゃん」といった具合で、周りの人を明るく元気にさせてくれる人でした。

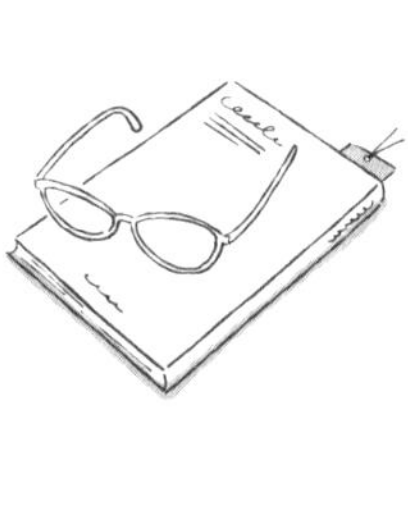

ある日、私が順子さんの入浴介助を担当することがありました。お風呂場で温めたシャワーのお湯を順子さんの背中に流し始めると、

「わー、あったかい！　気持ちいいー。さいこー。幸せー！」

と、順子さんは立て続けにうれしい言葉を言ってくれます。まだ、私はシャワーのお湯をかけただけです。それだけで、こんなにうれしいリアクションをしてくれるのです。髪の毛を洗い始めれば、

「あー、極楽、極楽。本当に気持ちがいい！」

「こんな贅沢させてもろて、ほんま、おおきにー」

「あなたはほんとに腕がいいわー。最高よー」

と、順子さんの口から幸せな言葉のシャワーが止まりません。さらには

「私このまま死んでもいい！」

とまで言ってくれるので、私も入浴を担当した他のスタッフも大笑いしてしまいました。こんなに喜んでいただけると、私たちもうれしくて仕方がありません。喜び上手な順子さんのおかげで、私はお風呂介助の間中ずっと笑っていて、頬が痛くなったほどです。最後、お風呂を出るときには、

「あー、残念。もう一生、ここにいたいのに。お風呂出たくないわー」

と、残念そうに何度も言っていました。

私は順子さんのおかげで、心がほかほかと温まったかのようになり、その日一日幸せな気持ちで過ごすことができました。以前から順子さんのファンではあったのですが、この日からもっと順子さんが好きになり大ファンになりました。

順子さんはまるで幸せになれる言葉のパウダーをいつも懐に忍ばせていて、ことあるごとにそのパウダーをふわっと周囲に振りまき、そばにいる人を幸せな気分にさせてくれる、そんな人なのでした。

◆言葉一つで周りの人を幸せにできる

病院で働いていると、毎日様々な患者さんにお会いしますが、皆が皆、順子さんのような朗らかな方ばかりではありません。闘病生活は楽しくうれしいことよりも、辛く悲しいことのほうが多いもの。病気であるがゆえにネガティブになり、闘病の辛さから人に当たってしまう方もいます。「悪魔!」「人殺し!」「お前の家を燃やしてやる！」そんな言葉を投げかけられたこともあります。病気が原因で辛い思いをしているからとわかっていても、そんな言葉を自分に向けられると、気分が落ち込み、何日も眠れなくなってしまうこともあります。

患者さんの孤独に寄り添うことも看護師の仕事の一つだとは思っているのですが、厳しく辛辣な言葉に対しては何年経っても慣れることはありません。

そんなとき、順子さんのように「おおきに」「あなたは最高！」と幸せな気持ちになれる言葉をたくさん伝えてくれる方に接すると、しぼんでいた心がみるみるうれしさでふくらんでいき、元気になっていくのです。

私は順子さんの言葉のように、周囲の人の気持ちをうれしくさせる言葉を「幸せ言葉」と呼んで、いつも楽しみにしていました。

順子さんは患者さんですから、もちろん闘病生活の真っ只中にいます。辛い症状に苦しんだり、痛みを伴う治療を受けたりもしてきました。

それでも、順子さんは私たちに対して不満や文句を言うことはありませんでした。寝返りが打てないほど身体が辛くても「おおきに」「ありがとうね」「あなたは優しいね」などと、いつも「幸せ言葉」をかけてくださったのです。

順子さんは普段から**「笑顔の力」**を発揮し、周りを明るく照らしてくれました。そして、それだけではなく、相手のいいところを見つけて、積極的に褒めてくれました。順子さんは、**「感謝と好意を伝える力」**で、私たちにいつも幸せを振りまいてくれました。

病気で心が荒むこともあります。でも、順子さんのように病気に心が支配されることなく、どんなときも自分らしさを失わない方もいます。

病気になっても、歳を重ねても、言葉一つで、笑顔一つで周りの人を幸せにすることができる。そんな大切なことを順子さんは私に教えてくれました。

譲り合い、思いやりの言葉を口にしよう

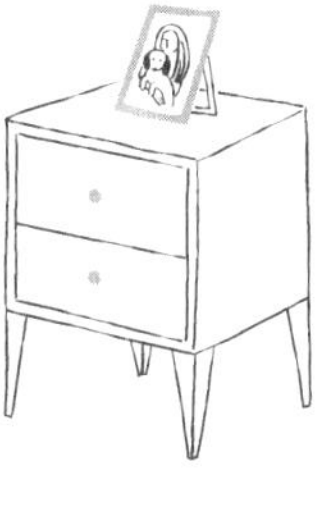

鳴り続けるナースコールに看護師が髪を振り乱して対応しているときに、温かい言葉をかけてくれる方がいました。

「トイレをお願いできますか」と、ナースコールを押してくれたのは聡美さんです。聡美さんは胆のうの病気で内視鏡治療のために入院されました。足に少しばかり不自由があるので歩くときは杖を使用していました。

治療を終えたばかりで、鎮静剤の影響で足元がふらついて歩行が安定しないことが予想されているときのナースコールだったので、私は車椅子を持って、急いで聡美さんのお部屋に向かいました。

「お待たせしました。車椅子でトイレに行きましょう」

と、私は聡美さんに伝えました。そして、聡美さんを車椅子に乗せようと介助し始めたとき、向かいのベッドの患者さんが
「看護師さん！　トイレ連れてって！　早く！」

と私を呼びました。その患者さんも足に不自由があり、車椅子でトイレに行く必要がありました。ですが、ナースコールを押して呼んだのは聡美さんです。私は、

「ごめんなさい、順番に伺っていますのでお待ちくださいね。それか、ナースコールをしてくだされば他のスタッフがまいります」

と伝えました。でも、その方は畳みかけるように
「我慢できないの！　待ってられない！　早くして！　今すぐ連れてって！」

と必死に言うのです。


介助が必要な方にとって、トイレはいつも深刻な問題です。どちらの方も「待ったなし」の状況であることには違いがありません。もし私が同じ状況でも「早くして！

漏れたら困る！」と思うでしょう。

どちらの方もすぐにトイレに連れて行かなくてはならない状況に、私は困ってしまいました。分身の術が使えればお二方を同時に車椅子に乗せてトイレに連れて行くことができますが、私にはそんな術は使えません。

すぐ近くにいる他のスタッフもそのときは手が空いていませんでした。つまり、どちらか一人しか選べないのです。

私はまず、ナースコールをくれた聡美さんを優先しようと考え、向かいの患者さんに「次に伺いますのでお待ちください」と断りました。しかし、患者さんは

「いいから、早くしてよ！　私を先にして！」

と続けます。すると、車椅子に乗った聡美さんが

「私はいいから、向かいの方を先に連れて行ってあげて」

と、順番を譲ってくださいました。私は心配して「でも、大丈夫ですか？」と訊くと、

「いいの、いいの、私は我慢できるから」

と、笑顔で言ってくださいました。私は聡美さんにお礼を伝え、向かいの患者さん

を急いで車椅子に乗せてトイレに連れて行き、そしてすぐに聡美さんのもとへ戻りました。

「聡美さん、お待たせしてごめんなさい、申し訳ありませんでした」と、私が謝ると、聡美さんは急かすどころか、こんなふうに優しく言ってくださったのです。

「謝らなくていいのよ、本当に大丈夫だから。それより、あの方は大丈夫だった？忙しいのにありがとう。ごめんなさいね」

聡美さんは自分のことよりも、先にトイレに行った患者さんの心配をし、さらには、私にも気遣いを見せてくれたのです。

◆利他の精神で、人の幸せも自分の幸せに

「何がなんでも、自分が先に」「少しでも、楽しよう」「人より得したい」

出し抜くつもりはなくても、人は誰でも、こうした気持ちを心のどこかにわずかながら持っているものです。その気持ちを否定するつもりはありません。ですが、いつでも自分ばかりを優先している人は、そうでない人と比べると、ちょっとだけ損をし

ていることもあります。

食事の時間に配膳の順番が遅いと「なんで俺のだけこんなに遅いんだ」と怒る人がいます。その時間の差は、ほんの数十秒。遅いことに苛立《いらだ》っているのではなく、その人は、部屋の中で自分が一番先に食事をもらわないと損した気分になり、イライラしてしまうのです。

冷静に考えれば何も損はしていません。一番先でも二番目でも、その数十秒の差で大きく食事の味が変わることもないのです。

何でも自分を優先してほしい人にとっては、その順番が重要で、もし二番目や三番目に食事が届けば、イライラしてストレスを感じ、食事の時間も楽しめなくなってしまいます。他の人より遅く運ばれたら自分が損をすると思わなければ、穏やかに食事を楽しめたはずです。

聡美さんのように他の人の幸せを優先して願える人は、損得で自分の心を動かされないため、ストレスを感じにくいという良い点があります。そして、他人の目から損をしていると思われたとしても、それを不幸だとは思いません。まさに、愛され高齢者の持つ力の一つである**「ポジティブに切り替える力」**が優れているのです。

でも、人の幸せを願うことは自分自身に余裕がなければ、なかなかできることではありません。誰でも自分の利益ばかりを優先してしまうこともあるでしょう。それは、病気になればなおのこと。

私も、風邪などで体調が悪いとき、普段は簡単にできることも十分にできなくなり、ちょっとしたことでもイライラしてしまうことがあります。心身ともに、余裕がなくなってしまうのです。健康なときは周りの幸せを願う気持ちがあっても、病気になると、どうしても自分のことで手一杯になるためだと思います。

ですが、聡美さんは病気でも「自分より他の人を優先」し、「他の人を大切にできる」人でした。

聡美さんは、私が聡美さん自身の看護にあたっているときでさえ、他の人の心配をしていました。

同室の患者さんのナースコールが聞こえると、「看護師さん、私のことはいいから、呼んでいる方のところへ行ってあげて」と、いつも心配そうに譲ってくれました。
「大丈夫ですよ、他の看護師が対応にあたりますから」と伝えると、聡美さんはホッと安堵の表情を浮かべるのでした。

聡美さんは、病気になっても自分らしさを失わない**「意志を貫く力」**と、どんなときでも、利他の精神で周囲に幸せを**「与え続ける力」**を持っていたのだと思います。聡美さんが入院している間、きっとたくさんの人が聡美さんに助けられ、感謝したのではないでしょうか。

損得勘定で動くのではなく、どんなときも誰にでも思いやりの気持ちで周りの人の幸せを願う聡美さん。彼女のように、人の幸せを一番に喜べる人になれたら、きっといつまでも幸せな気持ちで過ごせるのでしょう。
私も、彼女のように広い心で、自分の幸せを誰かにおすそ分けするくらいの気持ちでいたいと思うのです。

忙しい日々を選んでいこう

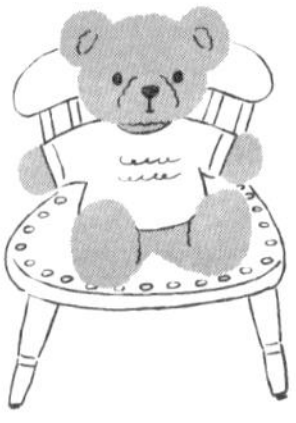

毎日忙しく生活をしている方は、いきいきとしていて活発で、エネルギーに満ちあふれ、輝いて見えます。一〇〇歳を超えて入院してきた吉江さんもそんな輝きを感じる方でした。

吉江さんはお腹の痛みを感じるようになり、かかりつけのお医者様から紹介されて検査入院となった方でした。入院しても落ち着いていて「別に大したことはないんだけどね、ちょっと医者に行ったらこうなった」と、笑っていました。

検査の結果、腹痛の原因は胆管炎で内視鏡治療を行うことになりました。治療は順調に進み、吉江さんは問題なく回復し、一週間程度で退院が決まりました。

吉江さんは、かなりの高齢にもかかわらず自宅で一人暮らしをしていました。認知症もなく、杖なしで歩けるほど足腰もしっかりしていましたし、入院中も看護師に頼ることなく身の回りのことはすべて自分でしていました。吉江さんの年齢を知って私も驚いたほど、若々しく見える方だったのです。

そんな吉江さんに、私は長生きと元気の秘訣を訊いてみました。

「忙しく過ごしてたからかねぇ。特別なことは何もしてないよ。食べ物も特別贅沢なものは食べてないし。家にいたときは、朝から晩までずーっと畑仕事をしてたの。家のことも買い物も全部自分でしてたから。それに、何かあれば子どもたちは近くにいるし、心配もないからね」

一〇〇歳を超えても、現役で一日中畑仕事をしていたことに私は驚きましたが、何でも自分でこなし、忙しく過ごしてきたからこそ、吉江さんは今まで元気に暮らせたのではないかと思いました。

私はさらにその元気の秘訣を探ろうと、吉江さんに一日の過ごし方を詳しく訊いてみました。

朝は五時に起床。簡単な朝食を食べる。七時過ぎに畑仕事に出かける。お昼に家まで戻り、お昼ごはんを食べてひと休み。また午後から畑に戻り仕事をする。夕方に帰宅し、夕食を食べてお風呂に入る。そして夜八時には就寝する。

そんな生活を長年してきたと吉江さんは教えてくれました。

食事も、畑で収穫した野菜を使ったお漬物や、お味噌汁とごはん。魚もお肉も好き嫌いなく食べると教えてくれました。そして、食事はいつも腹八分目で終わりにしていたそうです。

六〇代、七〇代の方なら特に驚くような生活ではないかもしれませんが、これが一〇〇歳を超えても自分でこなせていることに私は感心しました。

もし、吉江さんが高齢を理由に、上げ膳据え膳の生活をしていたら、どうなっていたでしょう。足腰は弱り、どんどん歩けなくなっていたかもしれません。

畑仕事がなければ身体を動かす機会も減って、動かないためお腹もすかず、食事量は減り、次第に体力もなくなって、栄養状態も悪くなり、一日中寝て過ごすようになっていったかもしれません。

家族は高齢の親を心配するがゆえに、あれやこれやと何かしてあげないと不安で、知らず知らずに本人のできる力を消してしまうこともあります。

「おばあちゃん、もう歳なんだから畑仕事はやめてちょうだい」

「一人暮らしなんて心配だから施設に入りましょう」

そんなふうに言って、本人が自分で生活できる力があっても、家族の不安がそれを妨げてしまうこともあるのです。

吉江さんが一人暮らしを続けられるのは、家族が吉江さんの希望を尊重し、信じているためでしょう。吉江さんが自分のことを自分でできるから、家族も大きな不安を抱かないのです。

自分ができることを続け、どんなに忙しくても自分らしく暮らすこと。そして、その生活を続けることを諦めないこと。
それが、吉江さんにとっての長生きの秘訣なのだと私は学ばせてもらいました。

◆「自分で選んだことを行う」、それを積み重ねていこう

吉江さんのように、自分の暮らしを自分でコントロールしていくのは、自分の思い通りの人生を歩んでいこうという**「意志を貫く力」**によるものだと思います。この力は、すべての人にとって、暮らしの幸福度を握る鍵になります。

自分が食べたいものを食べられること。
自分が行きたい場所に行けること。
自分がやりたいと思うことをできること。

ささやかなことですが、「自分で選び、実行すること」の積み重ねがその人の日々の

暮らしになり、人生になっていきます。

どんな人でも、今の暮らしは、自分が重ねてきた小さな選択の上に成り立っています。そのことを自分で自覚されている方は、とても潔いものです。自分の人生を他人任せにしません。そういう人を見ていると、なんだか、こちらがすがすがしい気持ちになります。

そんな自立した凛とした姿に憧れてしまいますし、自分も何歳になってもそうありたいと思わされてしまうのです。

自分の人生はいつまでも自分で選択していいと私は思います。他の人がどうだからとか、歳を取ったら皆、子どもの言う通りにしたほうがいいとか、なんとなく周りに合わせて、同調していこうとする生き方をする必要はありません。

一〇〇歳になっても、自分の暮らしを続け、自分らしく生きる吉江さんは、とても輝いて見えました。吉江さんの生き様を、私は心から尊敬しています。

「老い」による変化を受け入れよう

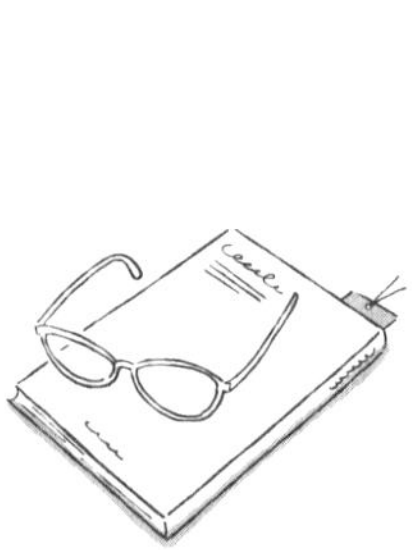

「俺は何度も死にかけて、そのたびに生かしてもらってる。先生たちがいなければ俺はここにいなかった」

胸の大きな傷跡を見せながらそうお話ししてくださったのは三郎さんです。三郎さんは、二度の心臓の大手術を乗り越えた経験があります。今回も心臓のカテーテル治療のために入院されました。

過去の自分を振り返り、三郎さんはこう続けました。

「大病を患うまでは、自分は年齢の割に若いと思ってたんだよ。自分の健康を過信していたんだね。酒も煙草も山のようにやったし、好きなもんを好きなだけ食べてた。

それで何ともなかったから。いくら酒や煙草が身体に悪いっていったって、そのときはわからないじゃん。元気に動けて働けるし。でも病気になって、こんな大きな傷が残るくらいの手術してさ。みんなに助けてもらって」

そう言いながら、三郎さんは自分の胸の大きな傷をしげしげと眺めていました。

心臓の外科的手術はとても大がかりなもので、その傷を見ればどれだけ大変なものだったかは、誰でもわかりました。

「本来なら、とっくに死んでるでしょ？　だって、手術中に心臓も一回止めてるんだよ？　天国行ったのよ、俺は。だけど、そこを救ってもらった。だからね、恩返しじゃないけど、それからは、酒も煙草もぜーんぶやめたよ。ま、だからといって、健康な身体に戻れるわけじゃないんだけどね」

三郎さんは自分の胸の傷を触りながら、笑顔で続けます。

「心臓だけじゃないよな。身体は七十数年もの間さ、ずっと休まず動き続けてるんだよ。そう思うとすごいよな。まぁ、あっちこっちにガタがきても、仕方ねーよな。それでも、こうやって今、この身体で生きているんだから。しぶとく頑張ってくれていて、本当にありがたいよ。だから俺は自分の今の身体をちゃんと大切にしないといけないって思って、先生の言うことをちゃんと聞くことにしたんだ」

私は、このお話を聞いて、本当に三郎さんの言う通りだと思いました。

どれほど見た目や気持ちが若々しくても、心臓、肺、肝臓、腎臓といった身体のすべての臓器は、私たちが生きてきた年数分、同じように歳を取っています。何十年も休むことなく働き続けてきたのですから、動きが鈍くなったり、不具合が生じたり、突然停止してしまうこともあるでしょう。そうすると、衰えた部分や病気が目に見えるかたちで現れてきます。

老いや病気などで今までできていたことができなくなるのは、辛く、悲しいことです。できないことが増えていくことに悔しい思いを抱くこともあるでしょう。

でも、「老い」は誰にでも訪れるものです。命あるものだけでなく、ほとんどのものは使っている間に劣化したり壊れたりしますよね。私たちの身体は人生の終着点である「死」に向かっていて、それはごく自然なことだと、そう捉えてみてはどうでしょうか。

◆頑張ってきた自分の身体に感謝とねぎらいを

三郎さんもいっときは、自分の病に戸惑い、絶望に似た気分を味わいました。ところが、小さな悲鳴を上げ始めている自分の身体に気づき、抗うことを、潔くやめたのです。これが三郎さんのすごいところです。

「昔はこれくらい朝飯前だった」
「二〇代の頃は、みんなが振り返るくらいきれいだったんだから」
「若い頃は二日酔いなんてなかったし、一日くらい徹夜してもなんてことなかった」

若いときや元気なとき、働き盛りのときの武勇伝の一つや二つ、誰しも持っているものですね。でも、いつまでもそれに固執してしまうと、今の自分の身体を否定しているようで、なんだか可哀そうに思えませんか。

私たちの全身の細胞は、毎日少しずつ生まれては死んで……を繰り返し、入れ替わっています。気づかないだけで、身体は長い間休むことなく変化し続けているのです。もちろん、変化はときに辛いものです。そして、特に私たちにとって「老い」という変化は、「死」を身近に感じさせる、ちょっぴり恐ろしい一面もあるでしょう。けれども、どうか老いていく自分の身体を否定するのではなく、長年一緒に頑張ってきた同志として、ねぎらってあげてください。

膝が痛くてたまらない。若い頃のように歩けなくなってきた——。そんな自分の身体の変化にもどかしさや、悲しさを感じることもあるでしょう。でも、何十年もその膝は頑張って休むことなく動いてきたんです。あなたが走りたいときに走り、座ったり立ったりを、数えきれないほど繰り返してくれました。機械だったら、とっくの昔に壊れているでしょう。

老いて膝が痛くなったことを責めるのではなく、「お疲れ様、これまで頑張ってくれてありがとう。これからも一緒に頑張っていこうな」と、そんな気持ちを持ってみませんか？

「老い」は、自分の身体が長年あなたとともに頑張って生きてきた、証《あか》しなのです。

三郎さんのように、**「ポジティブに切り替える力」**で自分の身体を受け入れ、老いに抗うことをスパッとやめられる人は、この先も自分の身体と上手にやっていけます。

これまでずっと一緒に頑張り続けてきた自分の身体に感謝しながら、三郎さんのように、病を得た後の人生も前向きに生きていきたいですね。

老いのその先の未来まで考えておこう

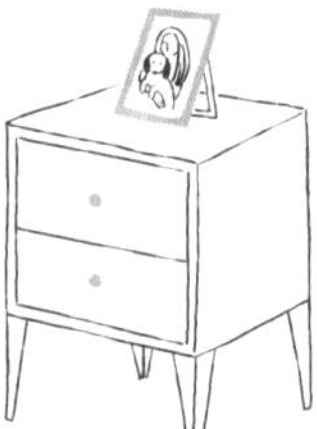

陽子さんは九〇歳。七〇代のときに胃がんを患い、胃の一部を切り取る手術を受けました。その手術の後で、彼女はがんが再発しても手術は行わないと決めたそうです。そして、胃がんの手術をしてから一〇年後、今度は大腸にがんが見つかりました。陽子さんの希望で外科的な手術はしないこととなり、身体の負担が少ない内視鏡治療を行いましたが、その数年後にがんが再発。再度入院が決まりました。その入院では、がんの進行度を確認し、治療方針を決める目的がありました。

入院する上で、陽子さんは決心したことがありました。

それは、「延命治療はしない」「自宅には戻らない」という二つのことでした。きっと陽子さんの中で、がんはもう治ることはないと感じていたのでしょう。延命につながる治療はせずに、痛みを和らげる緩和治療を希望しました。

陽子さんは、まだ身の回りのことも自分でできますし、歩くこともできます。自宅では長男夫妻と同居していましたから、自宅に帰ろうと思えば帰れます。しかし、陽子さんは、「この先、家族に迷惑をかけたくないので、家に帰ることは考えていません」と、きっぱり言ったのです。

多くの患者さんは、最期のときを家族とともに過ごしたい、思い入れのある家に帰りたいと願うものです。

しかし、陽子さんは違いました。この先、病気がさらに進行して、できることがどんどん少なくなっていくと想像し、老いと病のその先に待ち受けている「自分の死」についても考えていたからこそ、自宅には帰らないという選択をしたのです。

◆元気になって退院する姿を想像するけれど

病院への入院が決まると、「病院でしっかり治せば、きっと良くなって、また家に戻ることができる」と、自分が元気になった姿を想像する方がほとんどだと思います。しかし、長期間入院した高齢の患者さんに限っていえば、治療後に元通りの状態で家に帰れる人はそれほど多くありません。寝たきりが続くことで歩けなくなってしまったり、認知症が進んでしまったりして、病気自体が良くなっても、その他の原因で、元の日常生活に戻ることが難しくなってしまうのです。

元気になって退院する姿を想像していたのに、まさか入院がきっかけで二度と家に戻れなくなるなんて考えもしないでしょうが、現実的には厳しいこともあるのです。

歳を取ってから大病をした経験があるからか、陽子さんは入院した後の、さらに先のことまで考えていました。

「プライドが高いって思われるかもしれないけどね。私、何が嫌って、家族に迷惑をかけることが一番嫌なの。お荷物扱いされたくないの。これでも二か月前は自分で車の運転もしていたのよ。それが、今は歩くのもやっと。自分でもびっくりしてる」

陽子さんは自分の率直な思いをこう話してくれました。

「こんなに弱っているときに家族が近くにいたら、甘えてしまうでしょう？　だから家に帰らないの。そう決めたの」

陽子さんの言葉には、最期まで自分らしく生きていたいという思いが垣間見えました。


入院したばかりの頃の陽子さんは、身なりをきちんと整え、いつも背筋をピンと伸ばして歩いていました。その姿は、とても凛としていて芯の強さを感じるものでした。

しかし、しばらく入院生活が続くと、少しずつ体力の衰えが見えてきました。足取りもおぼつかないことがあり、廊下を歩くときは、誰かが付き添わなければ今にも転んでしまいそうなときもありました。

ある日、トイレに向かう陽子さんの姿を見かけた私は、急いで駆け寄り、そっと手を差し伸べました。すると、陽子さんはその場で立ち止まり、両手を私の目の前に出して、「ストップ」というジェスチャーをしました。

「大丈夫よ。私は一人で歩きたいの」

そう言って、私の手をつかむことなく、陽子さんはまっすぐ前を見て歩き始めました。ゆっくりと、そして一歩一歩、慎重に歩を進める陽子さんは**「意志を貫く力」**が本当に強く、格好良い方でした。

◆残される人のために、自分ができること

陽子さんのように、老いのその先の未来まで考え、そのときがきたら自分がどうしたいのかを、あらかじめ周囲に伝えておくことは、なかなかできることではありません。誰もがいつか訪れる死を漠然と恐れ、そのときについて考えることを避けてしまうからです。

でも、高齢者にとっては、考えたくなくても死は身近な存在です。だからこそ、私たちは、突然訪れる死に振り回されないよう、そして、自分らしく最期を迎えられるよう、きちんとそのことを考えなくてはいけないのです。

そのときが訪れ、もし意思表示ができない状態であったのなら、その選択をしなければならないのは家族を含めた周囲の人たちです。

もし、突然、心肺停止して倒れたときに、あなたは「もう十分生きてきたから、このまま楽に死なせてほしい」と願っていたとしても、その気持ちが伝わらなければ、周囲の人はすぐさまあなたを助けるために心臓マッサージを開始することでしょう。

また、あなたが今にも息絶えそうな場面で、医師から「延命治療はどうしますか？」と訊かれたとき、あなたの気持ちがわからなければ「延命治療をしてください」と言うはずです。なぜなら、「延命治療はしないでください」と言うのは、あなたを死なせることを意味しているからです。

大切な人の未来や死を、本人の気持ちがわからないまま周りの人間が決定するのは、このように大きな責任が伴い、その決定はとても辛いものです。

ですから、自分の周りの大切な人たちのためにも、私たちは、延命治療の有無や、最期に過ごしたい場所がどこなのかなどを、前もって周りの人に伝えることが大事なのです。

陽子さんのように**「想像する力」**を駆使して、自分の最期のあり方について考えることは、自分の望む最期を実現するためにも、そして将来残される周りの人たちに辛い決断をさせないためにも必要なことです。

将来の自分を想像し、最期の希望を伝えておくことは、大切な人たちへの愛情表現の一つなのだと、陽子さんは私たちに教えてくれました。

喜び上手になろう

病気になったときは、どうしても気持ちが暗く、沈みがちです。治療は、一筋縄ではいかず、辛く苦しいこともあります。

けれども、そんな大変な治療も**「ポジティブに切り替える力」**で乗り越える人もいます。その切り替え方は素晴らしく、どんな困難も前向きに捉えてしまうのです。

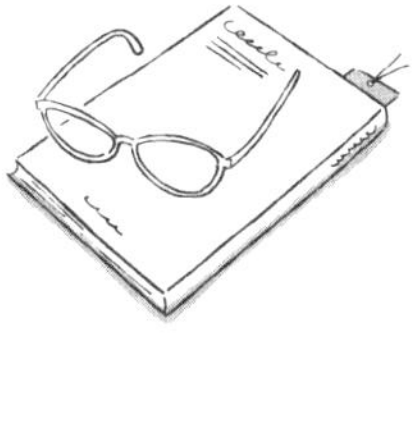

消化器疾患で入院すると、治療のために何日も食べられないことがあります。食事が摂れない間は、点滴をすることで栄養を得ますが、気持ちを満たすことはできませんし、何より空腹感を抑えることはできません。ですから、食事がない間は、断食中の修行僧のように自分自身との闘いになるといっても過言ではありません。

でも、ここは病院。修行をしに来ているわけではありませんから、我慢にも限度があります。空腹は人を苛立たせ、「なんで飯が出ないんだ！」「飢え死にさせる気か！」と、医師や看護師に感情をあらわにする患者さんも多いです。

治療のために必要なことだと説明しても、患者さんの空腹は満たされません。「食べなくて死んだらどう責任を取るんだ！」と怒りのボルテージは上がり、さらに空腹感を増長させてしまうこともあります。中には我慢ができずに治療途中で家に帰ってしまう方や、売店で山ほど食べ物を買って食べてしまい、症状が悪化してしまう方もいます。

食べないということは、それほどまでに辛いことなのです。

すい臓を患って入院した七〇代の英雄さんは、治療のために二週間以上も食事を摂れませんでした。そして治療を終えても、いつまたごはんが食べられるかわからない状態でした。

私は、英雄さんに「ごはんが食べられなくて辛いですよね」と声をかけました。

すると英雄さんは、「死ぬわけじゃないし、大丈夫、大丈夫。ダイエットになるからちょっとくらい、いいんだよ。それに自分のためだからね。そう思えば辛くないよ」と笑顔で答えてくれました。

この言葉に私は、英雄さんはなんて感情のコントロールが上手な方なのだろうと感心しました。

英雄さんはその後も食べられない期間が続き、入院は長期になりました。その間に他の患者さんとも仲良くなり、デイルームで談笑するのをたびたび見かけました。

ある日のこと。デイルームでいつものように患者さんが集まって話をしています。治療のため食事ができない患者さんがテレビを見ながら、「俺は今日も飯がないんだ。一体いつまで飯抜きなんだ。もう死んじまうよ」と悲しそうに言っていました。

すると、一緒にテレビを見ていた英雄さんはこう答えました。

「本当に辛いよね。僕も食事が映るテレビが流れると悲しくなったよ。でも、自分のためだからしょうがない。僕はそう思って割り切ったんだよ」

私はその言葉にはっとしました。英雄さんは私たち看護師の前ではひと言も「辛い」などと口にしなかったものの、本当は辛かったのでしょう。けれども、言葉に出さず、自分のためだからと我慢をしていたのです。

そんな英雄さんの言葉に、食事が摂れない患者さんは「あんたは偉いよ。俺も見習わないと」と笑って言いました。英雄さんの前向きな言葉は、他の患者さんの気持ちもプラスの方向に変えてくれたのです。

それからしばらくして、英雄さんに数週間ぶりに食事が出ました。

久しぶりに食べる食事は「開始食」というもので、お腹に優しい重湯やスープがほとんどです。そのため、「あんなの食事じゃない」「腹の足しにもならない」と不満を口にする方もたくさんいます。

ですので、私も開始食を出すときに「食事といってもスープのようなもので、お口に合うかわからないのですが。無理せずゆっくりと召し上がってください」とひと言伝えて配膳しました。

でも、感情のコントロールが上手な英雄さんは、「いやいや、何でもうれしぃよ。食事ってだけで本当に幸せだ。あぁ、うれしいなあ。やっとこの日が来たんだね」と満面の笑顔を見せてくれました。

英雄さんは食べられなかった時期が終わったことを喜び、そして、食事は自分の治療が順調である証しと喜び、たとえスープでも少しでも何かを口にできることをとても喜んでくれました。

「あれがいや」「これが気に入らない」と毎日眉間に皺を寄せて不満を口にするよりも、英雄さんのようにどんなことにも良い点を見出したほうが、気持ちも穏やかになります。辛い入院生活を少しでも楽にする知恵ではないでしょうか。

苦しいときこそ、**「ポジティブに切り替える力」**を発揮して、英雄さんのように感情を上手にコントロールし、いつも笑顔でいたいものですね。

「ありがとう」を忘れない

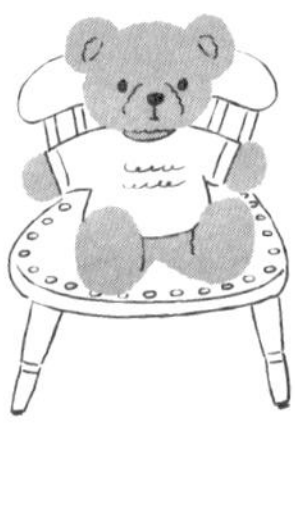

富さんは九〇代のおばあ様で、何年か前から肺炎で入退院を繰り返している方でした。入院生活を繰り返すうちに次第に足腰が弱ってしまい、私が最後にお会いしたときは寝たきりで入院されました。

富さんは耳も悪く、補聴器を着けてもほとんど聞こえないようでしたが、それでも、いつもにこやかに笑っていて、優しい雰囲気を醸し出していました。

私が富さんのベッドに向かうと、富さんはこちらに気がついたときに、いつも片手をぴょこんと布団の中から出し、私に笑いかけながら手を振ってくれます。

「おはようございます」と声をかけると、富さんは両手を合わせて私に「ありがとう」と言ってくれました。

「富さん、私、まだ何もしていませんよ」と耳元で声をかけると、富さんはにこにこと笑いながら「ありがとね、ありがとう」と繰り返し伝えてくれました。


それからも、体温を測れば「ありがとう」。

血圧を測れば「ありがとう」。

オムツを替えれば「ありがとう」。

そばにいるだけで「ありがとう」。

目が合うだけで「ありがとう」。

富さんはどんなときも必ず両手を合わせ、私の目を見て、感謝の気持ちを言葉にしてくれます。


私が耳元で「富さん、こちらこそ、いつもありがとうございます」と返すと、富さんは「こっちこそ、ありがとう」と返してくれ、ありがとう合戦になってしまうこともありました。

それがおかしくて私が思わず笑うと、富さんも同じように「えへへへ」とにこにこと笑ってくれました。

富さんのそばにいると、私はいつも幸せな気持ちになれました。そんな富さんですから、病院のスタッフの皆から愛されていました。

富さんは感謝の気持ちを伝えてくれるだけでなく、私たちのこともいつも気にかけてくれました。「今日は何時まで?」「ごはんは食べた?」「車で帰るの?」「気を付けて帰るんだよ」とねぎらいの言葉をかけてくれ、帰宅時間まで心配してくれました。


優しい富さんはご家族からもとても愛され、大切にされていました。富さんがご家族から愛されているのは、入院中の身の回りの品からもわかりました。ご家族はいつも富さんに似合う花柄のパジャマを用意し、入院中に足りないものがないように揃えてくれ、時計、カレンダー、眼鏡、鏡、くし、愛用のショールやひざかけ、そして家族の写真なども用意してくれていました。富さんが入院中も寂しくないように、困ることがないようにと考え、準備してくれたのがよくわかりました。

何より、富さんがご家族から愛されていることがわかるのは、富さんが退院するときはいつも娘さん家族と一緒に住んでいた自宅に帰っていくことでした。

どれだけ愛されている方でも、家庭の事情で一緒に住むことができない人も今の時代にはたくさんいます。認知症や介護が必要で施設に入所せざるを得なかったり、転院したりすることもあります。

富さんは寝たきりのため介護が必要でした。入退院の頻度も高く、体調管理も必要です。ですから、ご家族は二四時間の介護をする必要がありました。でも、どんな状態であっても、娘さんは必ず富さんを家に連れて帰りました。

富さんは笑顔と感謝にあふれ、とても愛らしく、心から大切にしたいと思える存在の方でしたから、寝たきりでどれだけ介護が大変でも、家族は富さんと一緒にいたいという想いが強かったのだと思います。

◆たった五文字を伝えることの魔法

「ありがとう」という感謝の言葉は魔法の言葉です。どんなに大変なことがあっても、最後に「ありがとう」とひと言もらえるだけで、それまでの苦労がすべて報われたような気持ちになります。そして、「ありがとう」という言葉をもらえば、またその言葉にお返しをしたいと思うようになりませんか。

富さんのように寝たきりの状態でも、**「感謝と好意を伝える力」**がある方は、周囲の人を癒やし、自信を与えることができます。たとえ、耳が聞こえなくても、言葉が話せなくても、寝たきりでもその力は失われることはありません。「ありがとう」の言葉一つ、両手を合わせるしぐさ一つ、笑顔一つで、その気持ちは伝わります。

私自身も、老いたとき、身体が動かなくなったときでも、「ありがとう」を伝えることを忘れないようにしたいと、富さんを見て思うようになりました。

いくつになっても、病気になっても、振るまい一つで感謝を伝えることができ、いつだって誰かの支えになれるということを、私は富さんから教えてもらいました。

心配し合い、支え合える人をつくろう

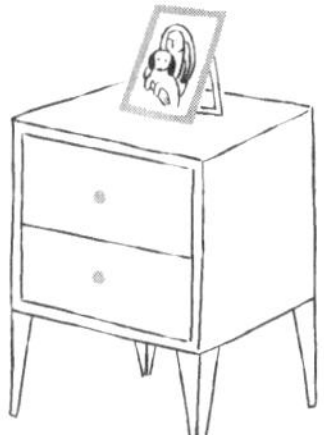

清江さんは九〇代で大腸がんのために人生で初めての入院をした方でした。これまで病気一つしてこなかったという清江さんは、入院してしばらく経った頃から、認知症の症状が出るようになりました。

「お姉さん、だあれ？」

「私はどうしてここにいるの？」

「玄関のドアは閉めてきた？」

「息子は仕事に出かけた？」

毎日同じことを繰り返し話すようになり、説明しても一分後には忘れてしまうので、清江さんはいつも誰かに質問を繰り返していました。

それでも家族との面会では、入院前の母親らしい清江さんに瞬時に戻るのでした。

しかし、入院は長期にわたります。その頃、世界は新型コロナウイルス感染症が蔓延し始め、感染症対策で面会が全面禁止になってしまい、清江さんは家族と会えずにいつも寂しい思いをされていました。

ある日の夜中、見回りをしていると、清江さんのお部屋から、「さちこちゃん、そこにいるの？」と声がしました。

暗がりの中でベッドのカーテンを開けると、清江さんが布団から出ようとするところでした。

「どうされましたか？」と私が声をかけると、「今、さちこちゃんがいたでしょ？　迎えに来てくれたのかしら？」と、清江さんは言います。

「さちこさんは、誰のお名前ですか？　娘さんですか？」と訊くと、清江さんは「ううん、お嫁さん。優しくて、私の大好きな人よ」と笑顔でうれしそうに答えてくれました。

それからも、清江さんが夜中に名前を呼ぶことが何度もありましたが、それはすべてお嫁さんの名前でした。

認知症の患者さんが夜中に家族の名前を呼び、姿を探すのはよくあることです。しかし、お嫁さんの名前を呼ぶことは稀《まれ》です。たいていは、実の子の名前を呼ぶもの。嫁姑の仲は、皆さんのご想像通り、犬猿の仲であることが多いものですから、清江さんが毎日お嫁さんの名前を呼ぶことに私は少し驚きました。

清江さんがお嫁さんを「私の大好きな人」と言った理由は、すぐにわかりました。お嫁さんは、入院中の清江さんが困らないように必要なものをすべて用意してくださり、お守りやお手紙、写真などをいつも持ってきてくれていたのでした。

家族皆が笑顔で写っている写真を見れば、清江さんが家族中から愛されていることがすぐにわかりました。

テレビ電話での面会のときも、「お義母《かあ》さんがいなくて寂しいです。早く元気になって帰ってきてください」とさちこさんは言っていました。

それを聞いた清江さんは涙を流しながら「早くさちこちゃんに会いたい」と答えていました。

泣きながらそう話す清江さんを見て、画面の向こう側から鼻をすする音が聞こえてきました。その様子を見て、清江さんとさちこさんは本当に素敵な関係なのだと私は感じました。

突然の入院となったとき、必要なものを用意してくれたりするのは、ご主人や息子さんよりも、お嫁さんというケースをよく目にします。ご主人や息子さんは、普段あまり家のことに関わっていないため、入院に必要なものをどこにしまってあるのかわからないこともあるようです。すべてのご家族がそうだとは言いませんが、普段、家のことをしていない方にとっては、突然の入院準備は大変なことなのです。

◆病気のときに温かく支えてくれる家族の存在

別の患者さんに、あるとき、荷物を持参されたお嫁さんが「義母《はは》の容態はどうですか？　食事は食べてますか？」と心配されていたことがありました。

その出来事を姑である患者さんにそのまま伝えたところ、その方は「嘘よ！　うちの嫁がそんなこと言うわけがないじゃない！」と、全力で否定されたのです。私は事実を言っただけですが、残念ながら信じてもらえませんでした。患者さんは苦虫を噛み潰したような顔をしています。

私は、「こうしていつもきれいに洗濯した着替えを持ってきてくれますし、お身体のことを心配してくださって、優しくてしっかりしたお嫁さんですね」と、思ったことをそのまま患者さんに伝えました。

すると、その患者さんはバツが悪そうに口をとがらせながら、「そんなことないけど……」と、言葉に詰まり黙ってしまいました。

犬猿の仲のお嫁さんを褒められたのが癪《しゃく》に障《さわ》ったのでしょうか。それとも、お嫁さんを褒められてなんだか恥ずかしくなったのでしょうか。どちらにせよ、困ったときに助けてくれ、心配してくれる存在がいるのは本当に幸せなことです。

人は必ず歳を取りますし、歳を取ればできないことも増えていきます。病気にもなりますし、私たちは長く生きれば生きるほど、必ず誰かの手を借りなくては、生きることができない身体になります。

そんなときに、自分を大切にしてくれる方が一人でも多くそばにいてくれたら、どれだけ救われるでしょう。

「困ったときに助けてくれる家族」がいる方は本当に幸せな人です。そんな家族は、本当に大切にしていくべき存在なのだと私は思います。

嫁姑は馬が合わない仲かもしれませんが、清江さんとさちこさんのように良好な関係を築いている方もいます。清江さんは認知症になったときに、一番会いたいと思える人がお嫁さんである、さちこさんでした。そして、さちこさんもそんな清江さんをとても大切に思っていました。

清江さんは私に、さちこさんを「お嫁さん」と紹介すると同時に、「優しくて大好きな人」と伝えてくれました。さちこさんのことを、血のつながった家族のように本当に愛していたんですね。だからこそ、さちこさんも清江さんを慕っていたのだと思います。

きっと清江さんは普段から**「感謝と好意を伝える力」**で、さちこさんといい関係を築いていたのでしょう。

清江さんとさちこさんのように、お互いに心配し合い、支え合い、笑顔でいられる関係づくりをしていくことは、とても大事なことです。

家族だから明け透けなく何でも言っていいとか、家族だから遠慮はいらないと考えず、家族だからこそ、より一層、大切にしていくべきだと私は思います。

いつもそばにいてくれる存在を当たり前だと思わず、常に感謝の気持ちを伝え、そして好意をきちんと伝えること。この二つを、私は清江さんから教えてもらった気がします。

人気の秘訣は笑顔

いつも怒って怒鳴ってばかりの人と、いつもにこにこと笑顔でいる人では、周囲の印象がまったく異なります。笑顔で過ごすことの多い人は、幸せなオーラをまとっているような気がしませんか。

目が合うといつも手を振ってくれる健次郎さんは、肺炎が原因で入院してきた九〇代の方です。坊主頭にお決まりの黒のニット帽をかぶり、大きな真ん丸の瞳が人懐っこい印象をもたらしました。寡黙な方ですが、目が合うと必ず手を挙げて、にこっと笑いながら「よっ！」と言葉をかけてくれる、そんな愛想の良さもあります。健次郎さんは、そんな愛嬌に加え、どこか男気のある雰囲気もあり、たちまち看護師の人気

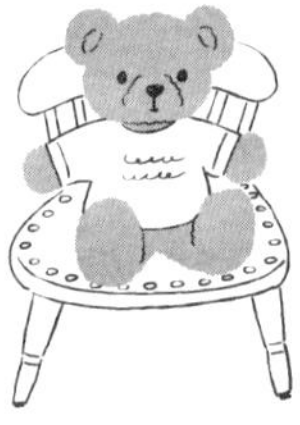

を獲得し病棟のアイドルのような存在になりました。

リハビリの途中、健次郎さんが廊下を歩いていると、周りから次々に声をかけられます。

「健次郎さん、おはよう」

「あぁ、おはよう」

「健次郎さん、今日も笑顔が素敵ですね」

「ははは、どうもどうも！」

「健次郎さん、どちらに行かれるんですか？」

「え？　どこって？　リハビリだよ」

声をかけてくる人に、健次郎さんは手を振って笑顔で応えます。その笑顔のおかげで健次郎さんの周りにはいつも人が集まり、明るく優しい雰囲気が流れていました。

ある日、健次郎さんは夜中にトイレに行こうとして転んでしまい、腰骨を折ってしまいました。そのため、医師の許可が出るまで、ベッドで安静にしなければなりませんでした。

愛想のいい健次郎さんですが、実は軽い認知症がありました。ですから、なぜ安静にしなくてはいけないのか、その理由をすぐに忘れてしまうようでした。

いつものようにベッドから起き上がって、トイレに行こうとする健次郎さんを見つけた私は、「健次郎さん、動いては駄目ですよ」と声をかけました。

すると、健次郎さんは「え？　なんで？」と、不思議そうな顔をします。

私が、転んで骨を折ったことを説明すると、「えーそうなの？　ははは、そういえば、腰が痛いと思った。じゃあ、おとなしく寝てようかな」と、笑いながら素直にベッドに横になってくれました。

他にも肺炎を再発し、食事を止められてしまったこともあります。そのときも、自分だけ食事が出ない理由を忘れてしまった健次郎さんは「俺にもごはん持ってきてくれる？」と、私に言いました。

「健次郎さんは、今ごはんを食べることができないんです」と伝えると、「え？　なんで」と、また不思議そうな顔をします。

肺炎になってしまって食べられないことを説明すると、「あ、そうなの？　じゃあ仕方ないか、あははは」と笑って素直に受け入れ、納得されます。

健次郎さんはいつも笑顔で、どんなことにも動じることがありませんでした。そして、何より私たちの話をいつも素直に聞いてくれました。

◆素直に話を聞いて、笑ってくれる人気者

認知症の患者さんは、病気であることを忘れてしまうことがあります。そういう患者さんの中には、病気で入院していることを説明すると「嘘をつくな！」などと怒ったり、「警察を呼んで！」とパニックになってしまう人もいます。

けれども、健次郎さんは、事情を説明すれば、「え？　そうなの？　じゃあしょうがねえな！　あははは」と明るく笑って納得してくれるのです。

こんなふうに健次郎さんは入院中、私たちの言葉を疑ったり否定することは一切あ

りませんでした。私たちを信用してくださっていたのか、元来の大らかな性格から来るものかはわかりませんが、いつも私たちの言葉を受けとめてくれたのです。

そんな素直で笑顔の素敵な健次郎さんのことが、皆大好きでした。

ですから、健次郎さんが退院するときには、病棟の看護師が自然と集まり、エレベーターの前で勢ぞろいしてお見送りとなりました。

「健次郎さんが退院してしまうなんて寂しい。いつまでもここにいてほしいのに」名残惜しさからそんな言葉を呟いた看護師もいたほどです。

それくらい、健次郎さんの笑顔は私たちの元気の源であり、心の安らぎになっていました。

◆何もできなくなっても笑顔で励ます

生まれたばかりの赤ちゃんが眠りながら微笑んでいるのを見たことがあるでしょうか。それは「生理的微笑」といわれ、赤ちゃんの本能のようなものであるとも考えられています。赤ちゃんは生きていくため、成長していくために、大人の助けが必要です。大人に注目され、かわいがられ、愛おしいと感じさせるために生理的な現象として微笑んでいるような表情が見られるということなのです。
でも、老いや病気により一人で生きられなくなっても、大人には赤ちゃんのような「生理的微笑」はありません。

私たちは、自分で何かができなくなったと気づくと無力さを感じ、辛くなります。自分でトイレも行けず、水も飲めず、起き上がることすらできない。そんな状況になると、世話をしてもらうことを申し訳なく思います。「情けない」「申し訳ない」「苦労かけてごめんね」と言う患者さんもたくさんいます。
でも、そんなときこそ笑顔で過ごしてほしいと思うのです。

泣き続ける赤ちゃんのお世話にへとへとになってしまうと、イライラしたり悲しくなったりしますよね。でも、赤ちゃんが満面の笑顔を一瞬でも見せてくれたら、思わず「かわいい」「いい子ね」と優しい笑顔を返したくなるものです。

仕事で上司に叱られたり、お客様からのクレームに頭を下げたり、疲れ切って家に帰ったときに、「おかえり！」とうれしそうに自分に駆け寄ってくれる子どもたちの愛くるしい笑顔を見て一瞬で疲れが吹き飛ぶような経験をしたことはありませんか。

子育ての経験がある方なら、きっとわかっていただけるでしょう。

歳を取って、自分が子どもの頃のように誰かに世話をしてもらうようになっても、くよくよと悲しみ落ち込んだ顔で過ごすのではなく、健次郎さんのように笑顔で過ごすことを心がけてみませんか。そうすれば、その笑顔は誰かを癒やし、元気の源になるかもしれないのです。**「笑顔の力」**は計り知れません。素敵な笑顔で自分も周りも元気にしていきたいですね。

美しい生き方をしよう

武士道精神あふれる美しい生き方をされている患者さんに出会うことがあります。

私の思う「武士道精神あふれる美しい生き方をしている方」というのは、男性であれば武士さながらの威厳があり、女性であれば凛とした強さが感じられる方、でしょうか。

たとえ、認知症を患っていても、その美しい生き方は消えることはないと私は思います。

背筋が伸び、気高い雰囲気があふれる方を見ると、きっと若い頃からずっと、きちんとまっすぐに生きてこられたのだろうなと想像します。

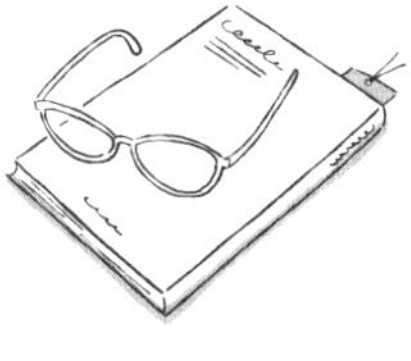

呼吸器の病気を患い入院してきた八〇代の純一郎さんもそんな雰囲気の方でした。

入院当日は、酸素による治療と点滴治療が行われましたが、会話をするたびに、苦しそうに大きく上半身を動かし息をするのも大変辛そうにされていました。


しかし、私が「おはようございます。本日担当する木村です」と挨拶をすると、ベッドから起き上がり、背筋を伸ばして、「木村さんですね。おはようございます。こちらこそよろしくお願いします」と、深々と頭を下げてくれました。苦しそうに胸を動かしながらも私の顔を見て笑顔を向けてくれます。

その姿に私はあわてて「横になっていて構いません。苦しいときは無理をしないでください」と伝えました。

でも、純一郎さんは、「そうはいきません。大丈夫ですから。お心遣いありがとうございます」と、礼儀正しく答えてくれました。

私は思わず「滅相もございません」と言い、お殿様にひれ伏すかのように後ずさりしながら恐縮して部屋を出て行きました。

人は体調が優れないとき、特に病気のときは、自分自身のことで精いっぱいになるものです。辛いことを抱えていると、普段の自分らしさを失ってしまい、相手を思いやることや尊重することができなくなってしまいます。

しかし、純一郎さんからは、そんな雰囲気は微塵も感じませんでした。何か一本筋の通った芯の強さがありました。

咳がひどく、純一郎さんがあまり食事を食べられなかったときのことです。私が食器を下げに行くと、いつものように背筋を伸ばし、このように言ってくれました。

「とてもおいしかったです。ですが、もうこれ以上は食べられません。作っていただいた方に申し訳ないですが、味が悪いわけではなく、わたくしの問題なので、そうお伝えください」と、作ってくれた人の気持ちを推しはかり、慈愛に満ちた言葉を伝えてくれました。

体調が優れないから食べられなくて当然、残して当然という態度ではなく、食べたい気持ちはあるけれど食べられない、自分が残すことで作ってくれた人が心苦しくなるのではないかと、そこまで考えてくれたのです。

病院食は塩分制限があったり、生ものを出せなかったり、病状や治療によって食事の形態（流動食や三分粥、刻み食など）にも制限がありますから、味気なかったり、似通ったメニューになりがちです。

人によっては、食事を配膳しただけで「またこんな飯出しやがって！」「患者の気持ちを考えたことなんてないんだろうな」「自分で食べてみろってんだ」と不満を漏らす方もいます。自由に好きなものを食べられない環境で、文句を言いたくなるのは仕方のないことです。

私も入院経験が何度もありますから、同じようなメニューが続いて、食欲が湧かなくなる気持ちもわかります。病院食だから仕方ないと私は諦めて食べていました。ですから、純一郎さんのように提供された食事に対し、作ってくれた人の存在を意識して、感謝の気持ちを表すことはなかったのです。純一郎さんに出会い、私は過去の自分が恥ずかしくなりました。

病気だから。患者だから。自分の状況が辛いときだから。お金を払っているのは自分だから。

そんな考え方を、純一郎さんは微塵も持ち合わせていなかったのでしょう。純一郎さんは病気になった後も、その辛さに負けることなく、いつも自分らしさを失うことはありませんでした。

◆病院では、人間の本質が現れる

病院での治療は、患者さんにたくさんの我慢を強いるものです。痛みや苦しみが一度や二度なら、まだ耐えられるかもしれませんが、それが何度も、何時間も、何日間も続けば、我慢の限界を超えてしまうでしょう。病気の治療は一長一短。すぐに目に見えるような結果が出ないと、精神的な不安もどんどん増していきます。

ですが、そんな中、どんなに痛い処置であっても、どんなに辛い治療であってもじっと耐え、取り乱したりすることのない方がいます。

先ほどの純一郎さんもそのお一人でした。胸に溜まった水を抜くために、主治医が太い管を胸腔に刺す治療をしたときの話です。

この治療の処置は、見ている私も目を覆いたくなるようなものです。痛み止めを使用しながらも、身体に注射の針を深く入れたり、皮膚を切開したり、太い管を体の中に入れて、皮膚を針と糸で縫うなど、見ているだけで痛くなるものです。

しかし、純一郎さんは治療中も痛みにじっと耐え、うめき声一つ発することはありませんでした。

それればかりか、治療が終わるとすぐに「先生、ありがとうございました」とお礼を述べていました。

介助についた看護師にも、「迷惑をかけましたね。ありがとう」と、感謝の言葉を伝えてくれたのです。

私はそんな純一郎さんを見ていて、なんて素晴らしい方なんだろうと尊敬の念が湧きました。まさに自分の名誉を守るため、弱い部分を見せまいとする武士のような方だと思いました。そして、その印象通り、純一郎さんはとても強い人でした。

胸に管を入れた後も、痛み止めの効果が切れれば動くたびに激痛が走ります。ですから、私は純一郎さんに「痛みがあれば我慢せずに言ってください。すぐに痛み止めの薬を用意しますから」と伝えました。

しかし、純一郎さんは私にこう言ったのです。

「ありがとうございます。でもね、僕は痛み止めを極力使用したくないんだ。病気に負けたくない。我慢できる間はちゃんと自分で頑張りたいから」

その言葉に、純一郎さんらしさが表れていると感じました。病気に負けない、負けたくないという言葉を実際の患者さんから聞いたのは、このときが初めてでした。

病気は自分自身の問題なのに、治療は医者が請け負うことで、なぜか病気の治療は医者に全部お任せという人が多いように感じます。「あとは先生の好きにしてください」と、まな板の鯉《こい》状態になってしまうといいますか、病気の治療はすべてゆだねてしまう方が大半かもしれません。

しかし、純一郎さんは、「病気に負けたくない」「自分で頑張りたい」とはっきりと言いました。病気をちゃんと自分の問題と捉え、戦っていこうという気概を感じました。

病気に負けない強さを持ち、相手の気持ちを考え、感謝を言葉にできる純一郎さんは、**「意志を貫く力」**が抜き出ており、そのまっすぐな生き様は美しく、その背中は私にとって憧れのような存在になりました。

◆認知症でも、その美しい生き様は消えない

もう一人、今度は女性で「武士道精神あふれる美しい生き方をしている方」と感じられた智子さんのエピソードをご紹介しましょう。

智子さんは八〇代の認知症のある患者さんで、高齢者介護施設から寝たきりの状態で入院されました。自分から話をすることはほとんどなく、こちらの問いかけに対しては「はい」「いいえ」と簡単な返事をするだけでした。

肝臓の病気が原因で食事を摂ることができず、点滴による治療が必要でしたが、全身のむくみがひどい上に血管が細く、ときには一日に何度も点滴の針を交換することもありました。

身体が衰弱した患者さんの血管はベテランの看護師でも見つけにくく、点滴の針がなかなか刺せず、何度もやり直してしまうことがあります。

患者さんの中には、「看護師さん、私痛みに弱いから一回で成功させてよ」「前の看護師さんは何回も刺してさ、下手でしょうがなかったんだ。あんたはどうだい？」などとプレッシャーをかけてきたり、「何回刺すんだよ。練習台じゃないんだよ」などとお叱りを受けることもあります。

注射や採血、点滴の針が好きな人はいません。一回で終わらせてほしいと思うのは皆一緒です。もちろん看護師も、患者さんに何度も痛みを与えないようにしたいと思い、一生懸命、処置をします。ですが、人の身体は千差万別。血管の太さも弾力も、皮膚の厚さも人によって異なります。失敗したくない、そう思えば思うほど処置に対して緊張感は高まります。私も新人の頃は、緊張で手が震えて仕方がありませんでした。

これが智子さんのように難しい血管の方ならなおさらです。ましてや、真夜中の暗がりでの処置。緊張は否が応でも高まります。そんな緊張感が伝わったのでしょうか。智子さんはこんな言葉を私にかけてくれました。

「何度刺しても大丈夫ですよ。そんなに痛くはありませんからね。それよりも大変なのは看護師さんですから」

私はとても驚きました。普段、ほとんど自分から言葉を発する方ではないのに、智子さんは不安そうな私の気持ちを察して優しい言葉をかけてくれたのです。なんて心の広い優しい方なのだろうと、私は感動しました。ベッドに横たわる智子さんが私には美しい女神様のように見えました。

認知症と診断されても、その人の生きてきた過程は消えることはありません。智子さんはきっと昔から心の優しい、相手を思いやれる方だったのでしょう。目の前の不安そうな私を見て、智子さんらしさがそのとき、突然、戻ってきたのだと私は思いました。

智子さんの優しいお気持ちに応えたいと私は意気込みます。ですが、結局、そのとき、失敗してしまいました。

「智子さん、申し訳ありません」と謝ると、智子さんはそのときも「大丈夫よ。ぜんぜん痛くなかった」と微笑んでくれたのです。その言葉通り、痛そうなそぶりも一切見せませんでした。

翌朝、智子さんを訪ねると、いつもの智子さんに戻っていました。

「おはようございます、智子さん。昨日は夜中に大変な思いをさせてしまってごめんなさい。あの後、眠れましたか？」という私の言葉に、智子さんは何のことかと首を傾げました。

「腕は痛くないですか」と訊くと、「うん」と頷かれました。智子さんは昨夜の出来事を忘れてしまったのかもしれません。

ですが、あのとき、普段の様子から知り得ない智子さんの優しい人柄を知ることができたのは、私にとっては大切な出来事となりました。

◆病におかされても変わることのない美しい生き方

「土壇場で人間の本質が現れる」とよくいわれますが、病院という非日常的な環境では常に自分の本質がさらされることになります。

しかし、純一郎さんや智子さんのように周囲に対して感謝と慈しみを持って生きてきた方は、病におかされてもその生き方は変わることがありません。

認知症になっても、病気で苦しい状態になっても、それまでの生き方はその人の所作に現れます。その所作を言葉に表すのは難しいのですが、威厳があり、そして慈愛に満ちていて、心の真ん中に一本筋が通ったような芯の強さが垣間見えるのです。強いてそれを表すのなら「武士道精神」という言葉が合うような気がします。彼らには自分らしさを通す**「意志を貫く力」**がありました。


こんなふうに周囲の見本となる美しい生き方をしている素晴らしい方々に出会うと、「できることなら爪の垢《あか》を煎《せん》じて飲みたい」「この方にお仕《つか》えしたい」とさえ、私はいつも思ってしまうのです。

彼らのように美しい生き方ができるよう、私も病に負けない強い心を持ち、日々を生きていきたいと思います。

自分のことはできるだけ自分で

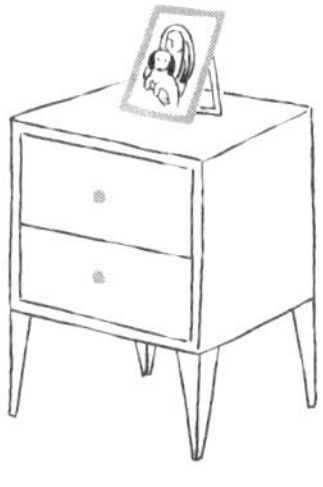

病気になると「どうして自分だけこんな目に遭うんだ」と、病気になったことを嘆き、健康だったときのことを恋しく思うものです。
そして、痛みや苦しさで気持ちも落ち込み、すべてのことにやる気を失ってしまう人もいます。病は気からという言葉通り、そんな状態が続くと、やがて本当に何もできなくなってしまうこともあります。

しかし、どんなに苦しく困難な状況でも、これが自分の試練だと考え、それを乗り越えるために強い気持ちと行動力を奮い立たせる人もいます。
寝たきりになってからも、一人暮らしを続けた方のエピソードをここでご紹介しましょう。

悟さんは糖尿病と血液の病気が原因で、六〇代でほぼ寝たきりになってしまった患者さんでした。

元々は、海外を飛び回る外資系貿易会社の会社員で、毎日忙しく働いていました。しかし多忙であるがゆえ食生活が乱れてしまい、糖尿病になってしまいました。

糖尿病は、悪化すると視力を失ったり、歩けなくなったり、傷が治らなくなってしまったりする、命に関わる怖い病気です。

悟さんは、入院治療中に足を悪くして以来、寝たきりになってしまいました。ご結婚をされていなかったので、家族といえば親と兄弟姉妹になるのですが、父親は数年前に亡くなり、認知症の母親は施設暮らし。一人っ子で兄弟姉妹はいません。同居できる家族がいないため、転院先を探すか施設へ退院するかの選択肢を医師から提案されたといいます。

しかし、悟さんは自宅へ帰る選択をしました。でも、寝たきりの状態でどうやって一人暮らしをするのでしょうか。

食事の準備は？　トイレは？　お風呂は？　通院は？　買い物は？

◆寝たきりでも一人暮らし

寝たきりで一人暮らしなんてできるのかと疑問に思う方もいるでしょう。私自身も「できるわけない」と悟さんに出会うまでは思っていたくらいです。

でも、悟さんは様々な公的サービスを利用し、私が出会った頃にはもう三年も、一人で自宅での療養生活を送られていたのです。

食事の世話はヘルパーさんが、買い出しから準備までを行います。希望の食事を悟さんがリクエストして、ヘルパーさんがそれを用意するのです。

悟さんは寝たきりではありますが、上半身は動き両手が使えたので、ベッドのそばに食事を用意してもらえばベッドのリクライニング機能を使用し、自分で食事をすることができました。

掃除、洗濯、郵便物などの受け渡しもヘルパーさんが行います。玄関のドアを開け閉めできませんから、鍵の場所を訪問者が共有し、その鍵でヘルパーさんたちが家に出入りしていました。
トイレには行けないのでオムツや尿器を使用し、ヘルパーさんや訪問看護師が毎日交換します。お風呂は週一回の入浴サービスを利用していました。

在宅療養者の中には、医師が自宅を訪問する訪問診療を受けている人もいますが、悟さんは総合病院にしかない専門的な診療科にかかっていたため、ヘルパーさんに同行してもらい、介護タクシーを利用して、数か月に一度、病院で診療を受けていました。

◆趣味も娯楽も仕事も、寝たきりでも自分らしく

悟さんは、趣味や娯楽の時間もちゃんとお持ちでした。インターネットを日常的に利用していたので、買い物はオンラインですませます。囲碁などのゲームも好きでしたから、オンラインゲームを通して世界中に友人がいました。パソコン操作もお手のもので、オンラインで株の取り引きをしたり、翻訳の仕事などもしていました。

寝たきりであっても、パソコンが使えれば仕事もできますし、趣味を持つこともできるのです。好きなときに好きなテレビ番組を見て、ときどき仕事をしながら好きなゲームをして過ごすのです。

病院や施設ではここまで自由な暮らし方はできません。悟さんらしい生活がそこにはありました。

病気の自分に甘えない、自分のことは自分で乗り越える——そういう自立心のある方は、病気に侵食されない強い心を持っていると私は思います。

身体の病気も、回復の基盤になるものは、やはり「心」なのです。身体が病気になったら、やがて気づいた頃には心まで病気になってしまう危険もあります。

そうなるかどうかは自分次第なのです。

「病気にはなっても病人にはならない」「自分らしく人生を生きる」、そんな**「意志を貫く力」**を強く持てば、不可能と思えることも実現するための原動力になるのだと、私は悟さんから教えてもらった気がします。

末期のときのことを家族に伝えておく

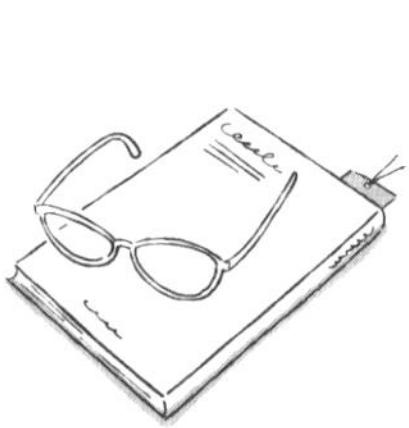

かつての日本では、家族を自宅で看取ることが普通でした。

厚生労働省の調査を見ると、昭和二六年時点では、日本人の死亡場所の第一位は「自宅」で、その割合は全体の八割を占め、病院や診療所で亡くなる方は二割にも満たないほどでした。

しかし、その後、自宅死は減少し続け、それに反して病院死が増加し、昭和五一年にはついに病院死と自宅死の割合が逆転します。それから死亡場所の第一位は長い間「病院」に代わり、令和五年現在でも「病院」が全体の約七割を占め首位であることに変わりありません。

病院で亡くなると聞いたとき、皆様はどのような光景を思い浮かべるでしょう。私が看護師になる前に想像していた病院死とは、このようなものでした。

病院の個室で医師や看護師、家族がベッドで眠る患者を見守っている。家族は、患者の手を握りながら「お母（父）さん、頑張って」と励まし、患者はその声に反応して、うっすらと目を開く。そして、患者は「今までありがとう、幸せな人生だったよ」と目の前の家族に感謝の言葉を伝え、息を引き取る。その瞬間、心電図モニターがピーッと鳴り、横で見守っていた医師が「ご臨終です」と家族に告げる。その言葉に「お母（父）さん、死なないで」と、家族は泣きながら死を悲しむ――。

私の病院死のイメージは、こんな映画やドラマのシーンみたいなものでした。人生の最期の瞬間を、こんなふうに大切な人たちに見守られながら、穏やかに迎えられたら、幸せな最期かもしれません。

しかし、このような最期を迎えられる人は、現実では、ほんの一握りかもしれません。私自身、実際に患者さんの最期の場面に数多く立ち会いましたが、そのほとんどが、映画やドラマとはかけ離れたものでした。

人生の最期を穏やかに過ごせる緩和ケア病院やホスピスなどの施設とは違い、私の働く病院は、大きな総合病院で急性期医療も担う治療を目的とした施設です。

ですから、回復の見込みがなく命の期限が迫っている患者さんに対して、医師は看取りに適した病院へ転院を勧めることがあります。しかし、中には「先生に最期まで診てほしい」「今さら新しい病院へ行きたくない」と、転院を希望されない方もいます。

治療を専門とする病院での看取りを希望される場合も、対症療法や緩和ケア治療は継続されます。これらは一見、穏やかな治療に見えますが、その中には、窒息を防ぐための吸痰処置や頻回な採血など苦痛を伴うものもあります。

病院は家族にとって安心できる環境ですが、たくさんの患者さんがカーテン一枚を隔てただけの狭い療養空間にいます。プライバシーが保たれているとはいえず、ストレスを感じることが多くなるでしょう。また、もし個室に入院できたとしても家族が常に傍にいることができずに、孤独を感じるかもしれません。ベッドの上で一人、孤独に耐えながら死を待つ日々は、苦痛としか言いようがないかもしれません。

人生の最期が理想と違うものだと知ると、病院で亡くなることが怖いと感じる人もいるでしょう。ですが、そんな病院でも自分らしく、穏やかに、周囲に愛されながら最期を迎えられる方もいます。

その中の一人、太郎さんのお話をお伝えしましょう。

◆自分の最期のあり方は自分で決める

太郎さんは、肝臓がんの治療目的で入院された七〇代の患者さんでした。坊主頭が特徴で、笑うと欠けた歯がいくつも目立つ方でした。

上の歯も下の歯もスカスカでしたから、私は思わず「太郎さん、歯はどうされたんですか?」と、不躾《ぶしつけ》にも訊いてしまいました。

すると太郎さんは「仕事柄、毎日甘いもん食べてるからね。なくなっちゃったんだよ」と笑って答えてくれました。

話を聞くと、太郎さんは洋菓子の職人さんで、自分のお店を持ち、長年切り盛りしてきたそうです。

「だけど、入院なんてまいったな。早く帰って仕事しないと息子に迷惑かけちゃうよ」と、太郎さんは言いました。

病気で休んでいる間、お店は息子さんが代わりに開けてくれるものの、店を離れるのは初めてのことで心配だったのでしょう。太郎さんは何度も「早く治して仕事に戻らないと」と言っていました。

その願い通り、太郎さんの治療は順調に進み、入院から二週間ほどで退院し、自宅に帰ることができました。とはいえ、治療は今後も続く予定で、退院後は外来で経過を見ていくことになりました。

ある日、私が病院のロビーでエレベーターを待っていると、たまたま外来受診に来ていた太郎さんを見つけました。

「太郎さん、お久しぶりです」と私は声をかけました。

「おお、木村さん！　今ちょうど外来で先生に診てもらったところなんだよ。また薬がこんなに出たんだ」と袋に詰まった薬を見せて太郎さんは笑いました。

元気そうな太郎さんの姿を見て、私は少しホッとしました。

「あ、そうだ。これ食べて。うちの店のなんだ」と、太郎さんは袋に入ったクッキーを私に差し出してくれました。

「太郎さんが作ったんですか？」と私が尋ねると、太郎さんは袋の後ろを指さして、ニカッと笑い、手を振りながら帰っていきました。

クッキーの袋の裏に貼られた商品説明のシールを見ると、製造者の欄に太郎さんの名前が書いてあります。太郎さんが病気を抱えながらも、食べてくれる人の笑顔を想いながら作ったクッキーは、温かみがあって素朴な味で、とてもおいしかったのを覚えています。

太郎さんはそれからも、入退院を繰り返します。そのたびに「早く帰って仕事しないと」「休んでばっかりいると調子が狂うよ」と、お店のことを口にしていました。

前回の入院から一年近く経った頃、太郎さんは再び入院します。

久しぶりに見た太郎さんの顔は一年前と比べ、ずいぶんとやせ細っていました。頬がこけ、皮膚は黄土色になり、身体も一回り小さくなっているようでした。

食事も摂ることができず、体力が低下し歩くこともままならず、ベッドでの入院となりました。

「……よろしく」と、力なく言う太郎さんに、私はこれまでの太郎さんとは違う何かを感じずにいられませんでした。

でも、太郎さんはこれまで何度も回復して退院してきましたから、今回もきっと回復してお店に立てるようになるはずだと私は信じていました。

しかし、それから一週間ほど経った頃、太郎さんは声をかけなければ目を開けないくらい一日のほとんどを眠って過ごすようになっていました。血圧はどんどん低下していき、命が尽きるときが刻一刻と近づいているようでした。

◆苦しむような治療はもうしないと決めていた

入院から九日目、とうとう「これはもう死期が近い」と医療スタッフが判断し、奥さんに病院に来てもらうことになりました。

私が奥さんに電話をかけると、奥さんは落ち着いた声で「そうですか。わかりました。すぐ向かいます」と言い、夜中でしたが一〇分ほどで病院に駆けつけてくれました。

奥さんはベッドにいる太郎さんに「お父さん」と声をかけます。その声に、太郎さんはうっすらと目を開けました。酸素マスクを着け、呼吸は深くゆっくりになっていました。奥さんはそばにいる私にこう言いました。

「覚悟はしていました。先生から『今回の入院が最後かもしれない』と聞いていましたし。夫とこうなったときの話をして、もう何もしないっていう約束で入院したんです。本人が『苦しむような治療は一切したくない』って言ったので……」

奥さんは太郎さんの傍《かたわ》らに座って手を握り、「お父さん、頑張ったね。もう頑張らなくていいよ」と声をかけました。

病院は命を救う場所です。どんな危機的な状況にあっても、一縷《いちる》の望みをかけて医療者は患者の命を救う処置をします。それが一〇〇歳近い高齢者であっても、本人や家族が延命治療を望む場合、もしくは延命治療に対しての希望が不明な場合、心臓マッサージや電気ショック、人工呼吸器、輸血などを、命をつなげるために行います。

一〇〇歳近い高齢者への延命治療には「過剰な延命措置ではないか」「もうこの方の寿命ではないか」とわかってはいても、日本の病院では命を救うことを優先しているのが現状です。

高齢の患者さんにとって延命治療は身体に大きな負担がかかります。命を長らえることもできるかもしれません。ですが、それはほんの一時的な延命でしかありません。骨が弱くなっている方に心臓マッサージをすれば、その衝撃で肋骨が折れて、肺を傷つけることだってあります。人工呼吸器を装着する際には歯が折れてしまうこともあります。高齢の患者さんにとっては、延命することが必ずしも最適な選択とはいえないかもしれないのです。

そのため、医師は高齢の患者さんに対して、入院時に延命措置を行うかどうかについて本人の希望を確認します。

太郎さんも医師から延命措置の有無について訊かれていました。

現役で洋菓子職人の仕事を続けていくことにこだわっていた太郎さんですが、何年も入院と退院を繰り返し、そのたびに辛い治療も受けてきました。

そしていよいよ、「これが最後の入院かもしれない」と思ったとき、太郎さんとご家族は医師に、延命につながる行為は一切しないでほしいと伝え、自分の最期のあり方についても医師に希望を知らせていたのです。

たとえ食事が摂れなくなっても、点滴は必要最小限のものだけにする。もし脱水が進み点滴の針が挿入できなくなったら、すべての点滴治療も中止する。血圧が下がっても、血圧を上げる昇圧剤の使用も、輸血も行わない――。そんな方針を、太郎さんとご家族は医師と相談して決めたのです。とにかく、「苦しむようなことはしない」というのが、太郎さんとご家族の希望でした。

太郎さんは今回の入院前から、自分の死に際について、ご家族ときちんと話し合っていたのでしょう。そのため、太郎さん自身が意思を伝えることができなくなっても、ご家族が太郎さんの意思をきちんと引き継ぐことができたのです。

太郎さんはこうして、病院で苦しい思いをすることなく、本当に眠るように亡くなりました。太郎さんが息を引き取ってから、奥さんはこうおっしゃいました。

「今は悲しいというより、『お疲れ様』という想いが強いです。夫はずっと頑張ってきましたから。苦しい思いをせずに亡くなって、本人の望む良い最期だったと思います」

太郎さんは最後の入院で、本人の希望通り積極的な治療をすることなく亡くなりました。

太郎さんが自らの死に際をどうしたいかを、きちんと家族や主治医に伝えていたからこそ、家族も本人の気持ちを受けとめ、穏やかに太郎さんの死を受け入れることができたのかもしれません。

病院という場所であっても、太郎さんのように事前に準備をしておけば自分らしく穏やかに死ぬこともできるのだと、太郎さんは私に教えてくれました。

◆ぽっくり死ねない現代医療

多くの高齢の方々は「ぽっくり死にたい」とおっしゃいます。でも、「ぽっくり死ぬこと」は、本当に稀なことなのです。医療が進んだ現代では、命を救う技術は日々、進化しています。

昔ならがんは不治の病でしたが、現代においては早期発見すれば治療できる病に変化しています。治療技術の進歩で、昔なら亡くなってしまうようなケースでも延命できるようになりました。

その結果、命は取り留めたけれど寝たきりになってしまって、病院のベッドの上で何か月も天井を見続けた末に、最期を迎える方もたくさんいます。

ですから、私たちはもし自分がぽっくり死ねなかったら、どんなふうに死にたいか、そして延命治療についてどうするか、**「想像する力」**を発揮して考えておく必要があるのです。

太郎さんのように、自らの死に際を事前に考えて、ご家族に伝えておくことは、自分らしく死を迎えるための大切な準備になります。

◆自分自身の最期について日頃から伝えておく

最近は単身世帯の高齢者も増えてきています。自分一人だったら誰にも迷惑をかけないから将来のことは別に考えていないという方もいるかもしれません。しかし、一人暮らしでも周りには誰かしらご近所の方がいるはずです。近頃は、近所付き合いをしていない方や近所に誰が住んでいるかわからない方もいるでしょう。ですが、何かあったときに異変に気づいてくれるのは、実は周囲の人なのです。

入院してくる単身世帯の方の中には、近所の方の通報で搬送されるケースが多くあります。郵便受けに新聞が溜まっていることを不審に思い民生委員さんに相談したら、家の中で倒れているのを発見されたとか、宅配弁当の業者さんが届けに行ったら、倒れている本人を見つけて救急車を要請してくれたとか。

たとえ単身世帯で家族がいない方でも、ご近所付き合いが希薄な場合でも、どこかで社会とのつながりはあるものです。自分一人だから誰にも迷惑をかけることがないと思っていても、いざというとき、助けてくれるのは近所の方だったり、見知らぬ人だったりするものです。

実際に、近所の方に入院中の荷物を届けてもらったり、家のことを代わりにしてもらう方もいます。近所付き合いを長年続けていれば、家族のように信頼できる関係性が築ける場合もあるのです。

しかし、自分の生死についてまで近所の人や遠い親戚にゆだねることはなかなかできることではありませんし、自分の最期のあり方について話すというのは、どこか緊張感もあり重苦しさを感じるかもしれません。

たとえば、こんな話を家族や友人・知人、ご近所の方と話したことはないでしょうか。

「佐藤さんのお宅のご主人、この前あの病院で亡くなったんですって」
「しばらく見かけなかったものね、入院されてたのね」
「がんだったらしいの」
「奥さん大変だったでしょうね」
「本当ねえ」
「私、最後は苦しいことなしにぽっくり死にたいわ」
「そうそう、ぽっくり、そのまま死なせてほしい」
「わかるわぁ」

誰かが病院に入院したという話や、葬式に参列した話からこんな話に発展することはあると思います。そして、最終的な着地点は皆さん、「ぽっくり死にたい」というところでしょう。しかし、「ぽっくり死」よりも病気で亡くなる可能性のほうが高いのが現実です。

ですから、「ぽっくり死にたいけれど、そうならなかったら……」ということまで想像してみましょう。

先ほどの会話を終わらせず、さらに話を少しふくらませてみると、「どんなふうに死にたいか」という自分の思いを周囲に伝えることができます。

たとえば、こんなふうに会話を続けてはどうでしょうか。


「人間、ぽっくり死ぬのが誰にも迷惑かけなくていいわよ」

「そうそう、それが一番」

「寝たきりで何年も入院したりしたら困るもの」

「そんなことになったら貯めた葬式代もなくなっちゃいそうね」

「私は、病院でそのまま死ぬのは嫌だわ」

「病院じゃなかったらどこで死ぬの？」

「家じゃない？」

「え、家で死にたいの？　子どもに面倒みてもらって？」

「子どもに迷惑はかけたくないけど、病院じゃなくて家族のそばで人生を終えたいって希望はあるの」

「私は子どもにオムツを替えてもらうのは嫌だわ」

「私もペットと離れるのは嫌だから、家がいいな」

「ヘルパーさんとかに来てもらえばいいのよ」

「それに、うちのおじいちゃんが死ぬときね、人工呼吸器とか心臓マッサージとかしたのよ。でも結局亡くなっちゃったんだけど、そのときに前歯も折れちゃってね」

「あらら」

「延命治療はごめんだわ」

「そうそう、そんな長生きしたいなんて思わないわよ」

「私たちもいつ病院のお世話になるかわからないものねぇ」


こんなふうに、会話の流れの中で自分の最期について、自分自身の考えを周りの人に話すこともできます。

今の日本は超高齢化社会ですから、高齢者の一人暮らしが増加しています。子どもと同居している高齢者も少なく、高齢の夫婦二人暮らしでも、どちらかが施設に入所しているなど、家族がいても家族と一緒に住むことができない方も増加しています。

ですから、なおさら自分の最期については、こんなふうに常日頃から周囲の人々に話をしておく必要があるのです。いざというときに、そんな話をした人の中から、あなたの意思を伝えてくれる代弁者が現れるかもしれません。

「死」を遠い先の話だと先送りせずに、どういう最期を迎えたいのか、自分に問いかけることを忘れないでください。

そして周囲の人たちと自分の最期のあり方について、ぜひ日頃から話し合ってみてください。

第3章

愛されながら穏やかに人生を終えるために

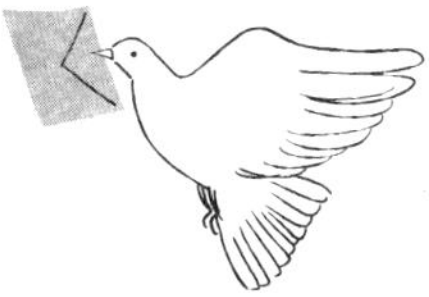

「穏やかに人生を終えたい」と多くの方は望むことでしょう。愛され高齢者になれれば、その望みが叶えられると思うかもしれません。

でも、「愛されているがゆえに、穏やかに人生を終わらせてもらうことができない」可能性があることを想像できるでしょうか。

「長生きしてね」という言葉を誰かから言われたり、ご自身が誰かに伝えたりしたことはありませんか？

大好きな人にいつまでも生きていてほしいと願うのは、当然のことかもしれません。

では、「長生き」とは、一体いつまで生きていることをいうのでしょう。

私自身の長生きの目安は、八〇代後半から九〇歳くらいまででしょうか。そのくらいの年齢であれば、私なら病気が見つかっても積極的な治療はせず、寿命が尽きるまで苦しまずに過ごしていきたいと考えています。治療をすればもっと長く生きられるかもしれませんが、治療しないことで死期が早まっても、それでいいと思うのです。

私自身はそういう考えでいても、家族はどうでしょうか。家族はもしかしたら、もっと長く生き続けるために、私に治療を受けてほしいと願うかもしれません。

相手に願う長生きの基準は、人それぞれに違います。

特に大切な相手に対しては、「生き続けられる限りは生きてほしい」と切に願ってしまうものなのです。それは致し方ないことでしょう。

とはいえ、「大好きだから長く生き続けてほしい」という願いは、ときに本人の希望に沿わないことがあります。必ずしも満たされた最期につながるとは限らないこともあるのです。

「大好きだから、長生きしてね」がもたらすもの――。本章ではそのことをちょっと考えてみましょう。

愛されているからこそ死なせてもらえない

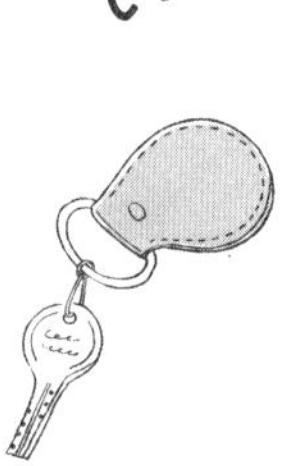

もしあなたが突然、意識を失って倒れたとします。

そばに家族がいれば大あわてですぐに救急車を呼ぶでしょう。そして、到着した救急隊員は救命措置をし、あなたが助かることを願い、できる限りの処置をして病院にあなたを運びます。

死ぬかもしれなかったあなたは助かり、家族は「なんとか生き延びてくれて良かった」と、きっとホッとするでしょう。

でも、そのときのあなたがもし、一〇〇歳近い年齢だったら、どうでしょうか。

あまりに高齢だと、救命措置の心臓マッサージで、肋骨が折れる可能性があります。

人工呼吸器が装着されたら、意識が戻らない状態のまま、病院のベッドの上で生き続ける毎日が始まるかもしれないのです。

ご高齢の方がそのような状態になると、普通の生活ができるまでに回復する可能性はかなり低くなります。延命はできても、元気だった頃のような生き方とは程遠い暮らしになるといわざるを得ません。

家族は、あなたが一命を取り留めたことに安心します。でもそれは同時に、あなたがいつ亡くなるかわからない不安を抱え続ける日々の始まりでもあるのです。

あなたらしい暮らしができないまま、寝たきりの状態が、何週間、何か月と続けば、家族は「あのとき助けたのは、間違いだったのだろうか」と延命措置をお願いした自分たちを責めるようになるかもしれません。

「大切な人に何かあったらできるだけ救いたい」

「長生きするためにできることがあれば何でもやってあげたい」

そう考えるのは、悪いことではありませんが、大切な人がご高齢の場合、延命措置がご本人の希望に沿うものとは限らず、本人にも家族にも負担になることもあり得るということを、知っておいていただきたいと思います。

自分らしい最期を迎える準備をしよう

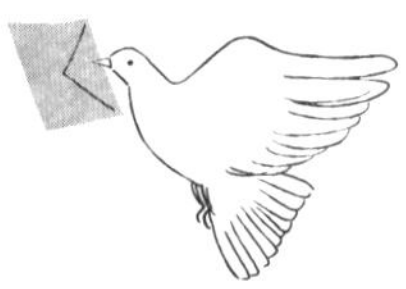

穏やかな最期を迎えるために、そして残された人のためにできること。それは「まさかのとき」に備えることです。

まさか、病気になるなんて。まさか、認知症になるなんて。まさか、歩けなくなるなんて。まさか、家に帰れないなんて。まさか、自分が死ぬなんて。

いろいろな「まさかのとき」がこれから私たちを待っています。

私はこれまでに、患者さんやそのご家族から、「まさか、こんなことになるなんて」「まさか、こんなに早く悪化するなんて、考えもしなかった」などという言葉をたくさん聞いてきました。

「まさかのとき」に備えることでまず大切なのは、元気なうちからご家族や親しい間柄の人たちと、「まさかのときにはこうしたい」と話しておくことです。

日頃から気軽に話しておけば、特別に準備したというよりも、日常生活の延長にある当たり前のことに備えるという感覚を持ちやすくなります。

必ず訪れる「まさかのとき」。それが、いつ何時訪れるかはわかりません。

終末期を穏やかに過ごすことを理想としていても、事故に遭って歩けなくなったり、脳梗塞で倒れて寝たきりになってしまったり、いつまでも終わらぬ治療で家に帰ることもできず病院で亡くなってしまったりと、現実は思い通りにはいきません。

それでも、私たちが自分らしい人生の幕引きをするためには、「まさかのとき」に備えることが必要なのです。

では、具体的にどんな準備をしたらいいのか、実際に私自身が医療現場で接した患者さんやご家族のお話も交えながら、お伝えしたいと思います。

病気に備える

内科、眼科、整形外科、皮膚科、精神科……。いろいろな病院の診療科を掛け持ちし、通院が日課、病院は友だち。そんな高齢者はたくさんいます。

高血圧症や脂質異常症といった持病を抱える人も、高齢になるほど増えていきますが、処方薬のおかげで、それまでと変わらない生活を続けられます。

そのせいか、「体調が悪くなったら、病院に行って薬をもらえばまたすぐ良くなる」「薬を飲んでさえいれば、悪くなることはない」、そんなふうに思ってしまう方もいるでしょう。

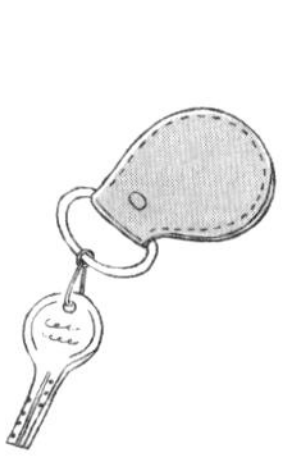

けれども、七〇年、八〇年……と、休むことなく働き続けてきた身体は、あちこちにガタがきているものです。体調を崩しやすくなったり、あちこちの動きが悪くなってきたりというのは、身体からのＳＯＳ信号です。

ＳＯＳ信号を感じたら、「病院に行けば元通りになる」という考え方は見直したほうが賢明でしょう。

処方薬は現状維持か、もしくは急激な悪化を防ぐための補助的な役割でしかありません。身体はずっとＳＯＳ信号を出し続けているのです。病院に行っても、現役の頃のような自由に動ける健康な身体に戻ることはないのです。

ですから、歳を重ねたら、少しでも自分の身体と長く付き合えるよう、ご自身が努力していくことが大切です。今ある身体を大切にして、あらかじめ体調を崩さないように、健康的な生活を送り、予防や十分な休息を取るように努めていきましょう。

きちんと栄養を摂る。適度に運動する。睡眠を十分に取る。ストレスを溜めない。大きな病気を見逃さないよう、定期的に健康診断や人間ドックを受診する。

こういった昔からよくいわれている規則正しい生活は、長い目で見ると、「まさかのとき」に備えるための、小さな布石になります。病気にならないよう健康的な生活を送る努力をすること。それが一番の健康法といえます。

「今日はどうせ一人だし、食事は菓子パンだけでいいや」とか、「これまで病気してこなかったたし、酒も煙草もやめないでいいだろう」などと、不健康でだらしなく過ごすことはありませんか。

今さら自分の生活習慣を変えるのは大変かもしれませんが、病気になって何十年も苦労する余生と、健康的な生活を何十年も送って病気知らずの身体で長生きするのとでは、どちらが幸せなのかは一目瞭然ですね。

高齢者は、病気になりやすい自分の身体を理解し、まずは病気にならないために規則正しい生活に整えることから始めてみましょう。

入院に備える

身体の回復力や抵抗力が衰えている高齢者が、風邪などをきっかけに体調を崩してしまうことはよくあります。なんとなくいつもと調子が違うと感じて、かかりつけのクリニックを受診すると、「うちでは詳しい検査はできないから、総合病院で詳しい検査を受けてみましょう」と、大きな総合病院を紹介されることがあります。

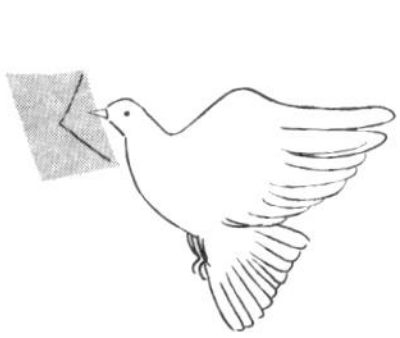

総合病院で不調の原因を探るために精密検査を受ければ、何かしらの病気が見つかってしまうことも多いものです。七〇年、八〇年と使い続けた身体ですから、がんをはじめとする様々な病気が見つかる可能性は高いです。

そうなると、医師から想定外の入院を提案されることになるかもしれません。当の本人はちょっと調子が悪いからと病院で診てもらうだけのつもりが、あれよあれよと入院生活が始まってしまうのです。

基本的に入院する場合は、早急に治療しなければ命が危ぶまれる緊急性がある場合が多く、治療は何週間、何か月にわたることもあります。突然決まった入院で、それから何週間も家に帰れないなんて、想像もしていないことですよね。

入院の手続きや準備はもちろん、仕事や家のこと、様々な支払いや契約など、やらなくてはならないことが山積みなのに、入院したら一切それができなくなります。

いったん帰宅して入院の準備をする時間をもらえることもありますし、直ちに治療をしなければ命の危険があるとわかれば、緊急入院になることもあります。何がなんだかわからないまま目覚めたら病院のベッドの上だった、なんてこともよくあります。

突然の入院で「まさかこんなことになるなんて思ってなかった」という患者さんの言葉はよく聞きます。だから、ある程度の高齢になったら、突然の入院に備えておくことも大切です。

◆入院したときに頼れる人はいるか

救急車で運ばれて、着の身着のままの入院になったとき、あなたが身の回りのことを頼める人はいるでしょうか。

家族や近くに住む親戚にお願いしたとしても、普段家のことをしていない人や、家のことを知らない人にとっては、必要な荷物を揃えるのはひと苦労です。

たとえば、奥さんが緊急入院することになり、普段から家のことは奥さんに任せきりだったご主人が入院中に必要なものを準備しなくてはならない場合、ちょっと大変なことになってしまいます。

看護師が「転びにくい踵《かかと》のある靴を持ってきてください」とお願いしたときは、スニーカーと介護靴を何足も買って用意してくれたご主人がいました。きっとどの靴が転びにくいものかよくわからなかったのでしょう。また、「肌着を持ってきてください」とお願いすれば、家じゅうの肌着をすべて持ってきたかと思うほどの量を袋いっぱいに詰めて持ってきてくれたご主人もいました。「時間つぶしに読めるような本を持ってきて」と奥様が頼んだら、絶対に入院中に使わないであろう大きくて分厚い国語辞典を持ってきてくれたご主人もいました。

笑い話のようですが、当事者からしたら笑えない話だったりします。

「お父さんに頼んでも、何もちゃんと持ってきてもらえない。娘は遠くに住んでるし。メモを書いても、どうしてその通りに持ってこられないのか理解できません」

と、毎回、頼んだものと違ったものを持ってくるご主人に対して、奥さんがため息交じりに話してくれたこともありました。

入院準備に限らず、家のことで自分にしかわからないこと、自分だけがしてきた役目というものが誰にでもあると思います。

家族や他の人にお願いするにしても、たんすの引き出しの上から何番目に、何が入っているとか、毎月何日には、銀行口座からいくら引き落とされるから残高を確認しておいてとか、入院中に一から十まで教えるのは骨が折れることですよね。

普段から、自分がいなくても家の中が回るように、夫婦や家族がお互いに支え合うことができていれば、こんな苦労や心配はしなくてすみます。

◆自分がいなくても困らない家を目指す

高齢のご夫婦二人暮らしなら、お互いがこんな「まさかのとき」が起こり得るライフステージにあることを認識しましょう。

それぞれが担ってきた家のことをお互いが理解し合えるように、教え合い、共有し、どちらかに何かあったときに困らないよう準備しておくことが大切です。

日々の生活の家事力はもちろんのこと、預金残高、通帳や銀行カードの場所、加入している保険のこと、支払いのこと、親戚や近所付き合いのことなどをきちんとお互いに把握し、どちらかが倒れたときには、病院で入院する相手が何の心配もなく療養生活に集中できるようにしておきましょう。

料理ができないなら、料理を一緒にやってみましょう。
洗濯をしたことがなければ、一緒にやってもらいましょう。
掃除の仕方がわからないなら、一緒に掃除をしましょう。
ご近所付き合い、親戚付き合い、お中元、お歳暮、年賀状。いつもどちらか一方だけが担当している家庭の仕事は、二人で一緒にしてみましょう。

「自分がいなければ夫は（妻は）生きていけない」。そんな状況をつくるのではなく、「自分がいなくても、妻は（夫は）生きていける」。そう言い切れるように準備をしていきましょう。

自分がいなくても生きていけるなんて寂しいと思う方もいるでしょう。でも、これは相手への思いやりです。

わからないことが一つでもあるなら、今からお互いに教え合い、それぞれが自立して家のことを何でもできるようにしておきましょう。

◆家族以外の頼れる人を見つけておく

入院したときに頼める人が周りにいないときはどうしたらいいのでしょうか。救急車で運ばれ、緊急で入院した方の中には、こんなことを言う方がいます。

「家の電気をつけっぱなしで来ちゃった」
「飼っているペットのお世話をしてくれる人がいなくてとても心配」
「あさって銀行で支払いをしないといけないのに」
「年金が入金されるから下ろさないと」

家のことを心配し、治療中なのに病院から出て行こうとする人もいるくらいです。治療が必要な危険な状態だから入院しているわけですから、入院中は医師の許可なく自己都合で家に戻ったり、用事をすませるために外出することはできません。
もし、医師の許可が出ないからと無断で病院を出てしまったときは、もう治療を受けることができなくなってしまうかもしれません。病院のルールを守れない人は治療意欲のない人と認識されてしまうこともあります。

家のことが心配で、治療をせずに身体を壊しては本末転倒です。そんな事態にならないためにも、まさかのときに家のことをお願いできる人を普段から見つけておくと安心です。


一人暮らしの高齢者の場合、いざというときは行政があなたの窓口となってくれます。民生委員や地域包括支援センターなどが高齢者の単身世帯を把握し、見守りや訪問を行っています。一人暮らしが続けられるよう介護予防のサービス案内や、介護が必要になったときの相談、高齢者を犯罪や詐欺、虐待などから守るための対応をしてくれます。不安なことや困ったことがあれば相談に乗ってくれます。

でも、こういった行政サービスはあくまで行政サービスの範囲内のことしかお願いできません。病院に荷物を持ってきてほしいとか、家の中のペットを見てほしいとか、ガス代を払ってきてほしいとか、そういった個人的なお願いはできないのです。

そういった用件については、信頼できる知人や近所の方にお願いするか、有料の家事代行サービスの利用をお勧めします。

◆家事代行サービスの利用

友人や近所の方にも頼めない場合は、有料のサービス利用を検討しましょう。入院中の荷物の準備や、家の片づけ、ペットの世話、部屋の掃除、請求書の支払いなどにも対応してくれます。

費用はかかりますが、入院中の不安が解消されるのなら、利用を検討してみてもいいでしょう。自分の住んでいる地域の家事代行サービスについて、事前に調べておくと安心です。

◆成年後見制度を利用する

もし、天涯孤独でいざというときに頼れる人がまったくいない場合は、成年後見制度の利用をお勧めします。成年後見制度とは、入院の手続き、財産の管理や契約などの締結を自分の代わりにしてくれる人を決める高齢者を守る制度です。認知症や精神疾患などで財産管理や様々な契約などができない場合に、成年後見人が本人の代わりに契約や手続きをしてくれます。

成年後見制度には、健康なうちに自分で決めることができる任意後見制度と、認知症などになってから周囲の人からの申し立てでされる法定後見制度があります。財産の管理などに不安がある方、認知症などになったときに頼れる身寄りのない方などは、成年後見制度の利用を検討しておくと安心でしょう。

ただ、家のことや身の回りの世話、看取りや遺体の引き取りなどは成年後見人の業務の対象ではありません。

◆緊急連絡先を見つけておく

入院したときには、必ず緊急時の連絡先を訊かれます。

「緊急時」とは、入院中に何かあったとき、つまり危篤や重篤な状態になったとき、死亡したときを指します。また、緊急連絡先の方は、それ以外にも本人が会話ができない場合、医師から病状の説明を受けることにもなります。

一人暮らしで身寄りがなく生活保護を受けている場合は、生活支援課などの行政の担当者が緊急時の対応をしますが、詳しい病状の説明などは受けることができません。また、入院手続きや家のことなどは行政の担当者はできません。

遠方に親戚がいる場合や、たとえ疎遠でも兄弟姉妹などの連絡先がわかれば、その人を緊急連絡先にすることもあります。しかし、日頃から連絡を取り合っていない人を緊急連絡先に指定するのはお勧めできません。

これまでも、何年も面識がない兄弟姉妹が、危篤状態になってから初めて本人が病気で入院していたことを知ったというケースや、離婚してからほとんど会っていなかった子どもに入院をきっかけに連絡が行き、病院の待合室で久々の親子の対面となったケース（結果、大喧嘩が勃発）を見てきました。

緊急連絡先になってもらう相手には、日頃から連絡を取り合っている人物にすべきです。そして、「いざというときの連絡先になってもらえないか」と前もって話をしておきましょう。相手の同意があれば、友人・知人、近所の人などを緊急連絡先にできます。ですから、家族、兄弟姉妹、親族、友人・知人、近所の人、職場の人など、家族以外にも自分のことを困ったときにお願いできる人を見つけておくことが大切です。

入院したとき、まさかのときのために、元気なうちから近所付き合いをしておくのがいいでしょう。また、いろいろな場所に顔を出し、知人を増やしておくのもいいでしょう。まさかのときに支え助け合える関係性をたくさん用意しておくことが、高齢者の入院への備えといえます。

もし、本当に誰にも頼ることができない人は、費用はかかりますが高齢者に特化した民間の身元保証サービスを利用することもできます。入院時の緊急連絡先や保証人の代行だけでなく、身の回りの世話、入退院時の手続きなどにも対応してくれる団体もあります。ご自身の住む地域に対応している身元保証サービスの内容を事前に調べて利用を検討しておくと、いざというとき安心です。

治療や手術に備える

病気の治療を開始するときは、必ず医師から治療内容と治療方針の説明を受けます。そして、その説明に納得すれば治療が開始されることになります。手術を受けるか受けないかを決めるのも、抗がん剤治療をするかしないかを決めるのも、基本的には患者さんご自身です。

でも、それは、私たち自身が医師と会話が可能な状態だからできることです。

救急車で運ばれたときや、病気やけがで声も出せないような状態のとき、意識が朦朧《もうろう》として、病院にいることすらわからないとき、認知症で話をすぐに忘れてしまうときは、どうやって自分の意思を伝えられるのでしょうか。

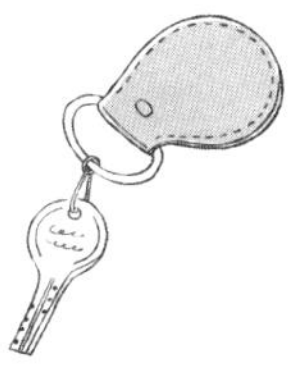

病院は命を救う場所ですから、救急車で運ばれてきたら、真っ先に命を救うための治療が始まります。

もしそのとき、そばに家族がいれば、家族が医師から説明を受けることになり、そして治療の決定権は、あなた以外の家族が持つことになります。

◆何歳まで積極的な治療を望むのか

先日、一〇〇歳近くになる善次郎さんが入院してきました。

大量の下血があり、家で意識を失って倒れているところを家族が発見し、救急車で搬送されたのです。

病院に到着してから、すぐに輸血や点滴がされ、善次郎さんは意識を取り戻しました。すると、善次郎さんは「ここはどこだ？　なんで俺をこんなところに連れてきたんだ？」とパニックになりました。

看護師が病院にいることを伝えると、「病院？　なんで俺は病院にいるんだ？　治療が必要？　そんなこと知るか。俺は家に帰りたい。病院になんて来たくなかった。注射も点滴もやめてくれ」と言いました。

輸血と点滴によって、意識が戻っても、まだ治療は終わりではありません。もし善次郎さんの意思を尊重して、今家に戻ったとしても、同じことの繰り返しです。根本治療をしなければ再び救急車で病院へとんぼ返りするのは明らかでした。

私は善次郎さんに、「今は、まだ出血も続いていて危険な状態なので、入院してしっかり治療してから家に戻りましょう」と伝えました。

すると、善次郎さんは、「俺は別に治療してほしいなんて頼んでない。ぽっくり死にたいんだよ。治療なんていいから、もう今すぐ死ねるような、そういう薬くれよ」と、答えるのです。

本人の意思を尊重することは、治療において最も優先されることです。ですが、今回、救急車で運ばれた時点で善次郎さんは意識のない状態でしたから、善次郎さんの代わりに家族の「治療してほしい」という意向が優先されたのです。

もし善次郎さんがぽっくり死にたかったのなら、善次郎さん自身が前もって家族と自分の最期について話し合っておく必要がありました。

しかし、善次郎さんはそれをしてこなかったので、まさかのときに家族が延命を選んだのです。


それでも、意識がはっきり戻ってきた時点で、どうしても治療せずに家に帰りたいのであれば、本人が家族を説得する必要があります。

もし、善次郎さんに再び何かあったときに家族が救急車を呼べば、また病院にとんぼ返りになるからです。ですから、ぽっくり死にたいのであれば、何があっても助けないでほしいと家族にお願いしておかなければならないのです。


しかし、それは実際には難しい問題でしょう。

がんの終末期などで前もって予後が伝えられ、最期のときを自宅で過ごすために在宅サービスを整えてから家に帰るならばまだしも、死にたいから家に帰るという自殺のような希望を家族が理解してくれるとは思えません。

助かってほしいと思っている家族はきっと、「まだ意識が戻ったばかりで混乱してるのでしょう。治療は続けてください」と医師に伝えるかもしれません。

高齢者の治療は、判断能力が低下していたり、精神が不安定な状態だとみなされると、本人より家族の意向が優先されてしまうのです。ですから、善次郎さんの気持ちは尊重されることなく、家族の希望で治療が継続されたのです。

こんなふうに、自分が知らない間に、様々な治療を決められ、それが行われていくことに怒りを抱く患者さんはたくさんいます。

治療が終わり、麻酔から目が覚めると、

「俺はこんなことしてほしいなんて言っていない」

「そんな治療をするなんて説明されてなかった」

と言う人もいます。

家族は、良かれと思い、治療に同意したのでしょう。でも、本人はそんなこと知る由もありませんから、「そのまま死なせてほしかったのに」「なんで治療なんてするんだ」と、後から言ってしまうのです。

でも、そこで家族を責めるのはお門違いです。自分が何歳まで積極的な治療を望むのかを、あらかじめ周りの人たちにきちんと伝えておけば、防げたことなのです。

一二〇歳まで生きたいと望んでいる人なら、一〇〇歳でも病気の治療は積極的に行いたいと考えるでしょう。逆に、七〇代でも「もう十分生きたから、ぽっくり死なせてほしい」と願う方もきっといるでしょう。

自分の理想とする最期を迎えるためにも、そして後悔しないためにも、私たちは健康なときから、病気や入院したときのことを想像し、「まさかのとき」に備える心構えが大切です。

病気の治療とご自身の最期について事前に考えておくこと。

そして、その考えを周囲に伝え、「まさかのとき」に自分の気持ちを尊重してもらえるようにしておくこと。

こうした準備をしておくことが、私たちの望む最期の日を手に入れることにつながるのです。

認知症に備える

「覚えがない買い物をしていた」
「火を消し忘れてボヤ騒ぎを起こしてしまった」
「お財布やへそくりを誰かに盗まれたようだ」
「何度も同じ話をするなと子どもから言われた」
「食事を自分だけ食べていないのに、周りからもう食べたと言われた」

こんな経験がある方はいますか。もし、該当することがいくつかあれば、あなたはもしかすると、すでに認知症の症状が始まっているのかもしれません。

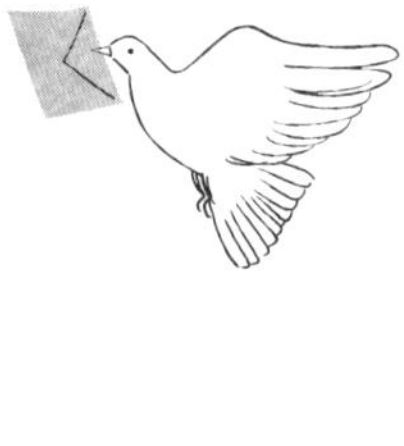

平成二八年度版の『高齢社会白書』によると、二〇二五年には六五歳以上の高齢者のうち、約七〇〇万人が認知症になるといわれています。実に五人に一人が認知症になる可能性があるということです。その割合は年々増加し、二〇三〇年には高齢者の四人に一人が認知症になると予想されています。

四人に一人が認知症になる日本で、自分がその一人にならない保証はありません。ですから、私たちは今から認知症に備えておくことが必要です。

◆認知症に気づく

もし自分が認知症になったとき、はたして認知症だと気づけるでしょうか。

身体の病気であれば、痛みや不調に自分で気づくことができるでしょう。膝が痛い、お腹が痛いとなれば、病院を受診したり、薬を使用して症状を和らげたりすることができます。

しかし、認知症については自分で気づくことは難しいといえます。一緒に暮らしている家族などが異変に気づいて病院を受診し、認知症と診断されて初めてわかることもあるでしょう。

では、一人暮らしの方は、どうすれば自分の認知症の症状に気づけるでしょうか。誰かに「ちょっといつもと違うよ」「物忘れがひどいよ」などと言われてから気づくことはできますが、自分一人で「おかしい（ことをしている）こと」に気づくのは難しいでしょう。

◆人と積極的に関わる

日本は少子高齢化が急激に進み、高齢の方の単身世帯も年々増加しています。その結果、高齢者の孤独死も増えています。孤独死の場合、死亡してから数週間後、あるいは数か月後に遺体が発見されることもあります。

発見が遅れる理由はなぜか——。それは人との関わりが少ないからです。

普段から周囲の人々との関わりを密にしている人は、数日連絡がなければ、「あの人から最近電話がないね。連絡してみよう」「毎日、玄関の掃除に出ているのに今日は出てないね。どうしたのかな」「郵便受けに新聞が溜まっている。何かあったのだろうか」などと、誰かがあなたの異変に気づいてくれることでしょう。

認知症になってしまった場合にも同じことがいえます。

周囲と関わることがほとんどなければ、自分が認知症であることに気づくことはないでしょう。その結果、夜中に徘徊し交通事故に遭ってしまったり、ストーブの消し忘れで火事を起こしてしまったり、人からお金をだまし取られてしまうなど、大きな事件に巻き込まれてしまう可能性だってあるのです。

常日頃、誰かと関わり合うことで、そうした危険は避けることができます。自分に何かあったときに気づいてくれる人の数は多ければ多いほどいいです。高齢者の一人暮らしであれば、それは大きな安心材料になります。

離れて暮らす家族や親戚、友人・知人、近所の人、趣味のサークルや仕事仲間、常連のお店の店員さん、郵便配達員さん、荷物の配達員さんなど、自分を取り巻く人々はたくさんいるはずです。

人付き合いが嫌いだから、一人で生活しているという方もいることでしょう。ですが、高齢者にとって人との関わりは、安全な生活を守るために欠かせないものです。そのためにも、人付き合いを疎《おろそ》かにせず、自分から積極的に関わっていきましょう。そうすることで、たとえ一人でも安心して暮らすことができるのですから。

◆認知症を発症させにくくする

人と関わりコミュニケーションを取ることは、認知症の発症や進行のスピードを遅らせることにつながるといわれています。

人と会話をするときは、とても頭を使います。初めて会う人と話すときは、相手の様子を観察したり、どんな話をすれば楽しく会話ができるのかなど、短い時間に頭の中がフル回転しています。

毎日家から出ずに、ぼんやり過ごしているよりも、誰かと会ってコミュニケーションを取ることは、精神的にも体力的にも刺激となります。

手足を動かさなければ筋力が衰えていくように、人の頭も感情も刺激がなければ衰えてしまいます。

年齢的に社会的な役割を終えている高齢の方は、人との関わりが希薄になりがちです。子育ての終了や、退職、配偶者の死などがきっかけで、これまであった人間関係がぱったりとなくなってしまうこともあります。

たとえそうなっても、また新しい関係をつくっていきましょう。

たとえば、趣味の活動を始める。毎日公園に散歩に出かけて近所の方と挨拶を交わす。遠方の家族と連絡を取る。お気に入りのお店を見つけて通う。地域のボランティアに参加するなど。新しく人と出会い、つながりを持てる場所や機会を自分から意識して見つけていきましょう。

これから先の未来、私たちはいつ何時、認知症になるかわかりません。もしそうなっても、周りに自分を心配してくれる人が何人もいてくれたら、不安は減らせます。認知症を予防するためにも老後の生活は、積極的に活動の場を広げていきたいですね。

身の回りのことができなくなったときに備える

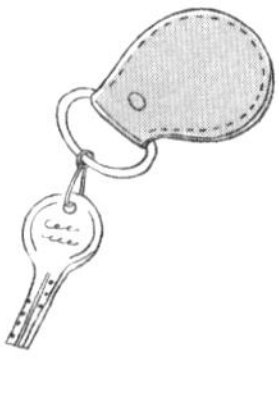

食事・洗濯・入浴・トイレ・歯磨き・洗面・着替えなど、生活に欠かせない最低限のことについて説明していきましょう。

脳卒中や心臓発作のような急性の病気に襲われると、一瞬にして命を落としてしまうことがあります。

幸い一命を取り留めたとしても、後遺症で寝たきりになってしまうこともあります。

身の回りのことができなくなるのはとても悲しいことですが、年齢を重ねていけば自然とそうなるのも仕方のないことです。

身の回りのことができなくなったとき、私たちは当然、誰かの助け（介助や介護）が必要となります。たとえそうなったとしても自分は家で過ごせるだろうと思っている人は、意外と多いものです。

あなたも、どこかでこんなふうに思っていませんか。

「いざとなれば息子が面倒をみてくれるはず」
「あれだけ苦労させられたんだから、子どもたちに面倒をみてもらおう」
「いざとなったら長男夫婦と同居すれば、嫁が世話してくれるはず」
「子どもたちとは仲がいいから、心配していない」

でも、「面倒をみてくれるはず」というのは、こちらの勝手な期待であって、確実な約束ではありません。

私たちはこれまでの自分の経験から、子どもが親の面倒をみるのが当たり前だと思っている節があります。

しかし、その考えは、もう当たり前ではないかもしれません。

◆介護者は誰？　昔と今はだいぶ違う

子どもが大勢いて、一家の大黒柱が父親だった昭和の時代とは異なり、現代は女性の社会進出が進み、結婚後も夫婦共働きが当たり前となってきました。物価上昇は進む一方、給与は上がらないため休みの日に副業をする人もいるほどで、現役世代は働き詰めの人も多いようです。少子高齢化を支えるために増税が繰り返され、社会保険料も以前より上がっているため、共働きでも決して生活が楽なわけではありません。

子どもたちは親を見捨てたいわけでも、自分たちさえ良ければいいと思っているわけでもなく、自分の家庭を守るために夫婦で必死に働いています。親の介護が必要な時期になっても、親の面倒をみる余裕がないのです。

子どもに面倒をみてもらえなくても、嘆く必要はありません。もう、それは時代のせいです。育て方を間違えたとか、自分は大切に思われていないのだと自分自身や子どもを責める必要はないのです。

ですから、自分たちは親の面倒をみたのだから、自分も子どもに面倒をみてもらえるはず、などという期待は捨て、もしも実の子どもに面倒をみてもらえたら「かなりラッキー」くらいに思っておきましょう。

愛され高齢者の方々の子どもたちなら、自ら介護をすると言い出すかもしれません。自分が頼まなくても、そうしてくれるのであれば、本当に幸運で、ありがたいことです。子どもたちの気持ちを受け取って、介護を引き受けてもらう選択もできます。けれども先に述べたように、現代の現役世代を取り巻く環境を思うと、愛され高齢者の方であればなおさら、できるだけ子どもたちに苦労はかけたくないと思うのではないでしょうか。

子どもやよそ様に迷惑をかけずに自分たちだけで頑張りたいと、老々介護で限界まで夫婦で協力し合う方もいるでしょう。ですが、それでは無理して夫婦共倒れになる可能性もあります。そうなると結局、子どもたちは突然のことに混乱し、自分たちの生活もままならなくなってしまうでしょう。

そうならないための備えを元気な今のうちにしておくことが、自分にとっても家族にとっても大切なことなのです。

◆自分の世話を頼めるのか

身の回りのことができなくなったときに、自分の世話を頼める人はいますか？　配偶者や内縁のパートナー、兄弟姉妹、自分の子どもや孫、友人・知人……自分の周りの人たちを頼ることは可能か考えてみましょう。

先ほども子ども世代の大変さに触れましたが、情を頼りにするのではなく、現実的に可能かを、相手の立場に立って考えてみることが必要です。

介護は数日で終わることではなく、何年も何十年も続くかもしれません。それゆえに、長い間、相手の人生の大切な時間を奪ってしまう重みがあるのです。

介護は「してもらって当たり前」ではありません。だからこそ、気心の知れた相手から介護してもらえたら、本当に幸せなことだと私は思います。

夫婦でお互いの面倒をみるつもりならば、それが何十年も続くとすればどうでしょうか。まさに、老々介護です。共倒れになったり、介護疲れから精神的に病んでしまう方もいます。

兄弟姉妹も、年齢が近ければ同じこと。近くに住んでいなければ、身の回りのことを頼むのは難儀なことです。

子どもに介護を担ってもらうことになったとしても、そのために子ども夫婦のどちらかが仕事を辞めることになったり、家族の関係が崩れてしまっては、元も子もありません。

友人・知人を頼るにしても限度があります。月一度の買い物くらいならお願いできるかもしれませんが、毎日、下の世話をしてもらうことは、さすがに考えられませんよね。

ですから、介護を受けることになったとき、自分がどこでどんなふうに、誰から世話をしてもらえるのか、してもらいたいのかを事前に考えておくことが大切です。

もし家族に介護してもらいたいなら、そのときに備えて家族と話し合っておくことも必要でしょう。親の認識と子どもの認識は違います。そのときどきの状況によってできないこともあるでしょう。いざというときに、「介護はあなたに頼んだよ」と言っても、簡単に引き受けてもらえるわけではありません。

「もし、母さんや父さんたちが寝たきりとか認知症になったら、どうしたらいいと思う？」

こんなふうに、子どもたちに一度相談してみるのも良いかもしれません。

◆自分の世話を頼める人がいないとき

いろいろ考えた結果、身内に頼むのは忍びないと考える人や、そもそも信頼できる人がいない、独り身だから頼める相手がいないという人もたくさんいると思います。

そんなときは、行政や民間サービスの助けを借りることができます。一人暮らしの高齢者を支えるための対策は各市区町村でなされています。

一人暮らしを支えてもらうための高齢者向けのサービスはもちろん、一人での生活が難しくなってきたときは、介護認定を受けて介護サービスを受けることもできます。

そうすれば、介護士さんやヘルパーさん、必要に応じて往診医や訪問看護師、薬剤師、理学療法士なども自宅へ来てくれます。

いざというときにどんなサービスを受けることができるのかを事前に把握しておけば、身の回りのことができなくなったときのイメージもできるでしょう。

ただし、介護サービスは二四時間、専門家が自宅にいてくれるわけではないので、注意しておきましょう。

◆最期まで家で生活したいなら

介護サービス、医療サービスを利用すれば、一日のうちの数時間、専門家が支えてくれます。

でも、それ以外の時間はどうすればいいのでしょうか。自宅で面倒をみてくれる人がいなければ、一人で生活することになります。オムツを替えてほしいときに替えてもらえない。寝返りをうちたいときにできない。そんな時間が何時間も続けば大きなストレスです。
それは老々介護で生活を続けていく人にも当てはまります。

介護は二四時間、休みなく続き、終わりは見えません。けれども、頼れる人がいないからと限界まで無理して生活を続けていては、いつか共倒れになります。そうならないためにも行政サービスをうまく利用しながら生活を続けていきましょう。

介護士さんに頼めば、オムツ替えもほんの数分でやってくれますが、腰を痛めた家族だと何十分もかかってしまうかもしれません。

介護士さんが来てくれるときは身体を休めたり気分転換をし、ときには高齢者施設に宿泊してもらって、介護の疲れを取るのもいいでしょう。

ですが、介護サービスを利用した自宅での生活にもいつか限界が訪れるかもしれません。家での介護が困難になったり、面倒をみてくれる人がいない場合は、自宅以外に生活の場を移す必要が出てきます。

◆終の棲家へ

二四時間のつきっきりの介護や医療行為が必要になったとき。一人での生活に限界がきたとき。世話をしてくれる人がいなくなったとき。

私たちは生活の場を変える選択をしなくてはなりません。それは自分の住み慣れた家との別れを意味しています。

これまで何十年も住み続け、家族との思い出が詰まった家。一生懸命働いて手に入れたマイホーム。自分だけの城。そんな大切で安心する我が家にさよならを告げるときがきます。

そして、施設や病院が新しい生活の場となり、終《つい》の棲家《すみか》になるのです。

自宅以外の場所で余生を過ごすことを想像したことがありますか？

施設や病院は基本的には他人との共同生活です。新しい場所で、新しく出会う人たちに介護をしてもらい、生活していきます。もちろん、その場所のルールに合わせた生活を送ることになります。

その生活は、家にいたときと比べ物にならないほど、自由度が低くなります。好きなときに好きなように出かけることはできません。好きなときに好きなだけ寝ることも、好きなものを好きなだけ食べることもできません。誰かに自由に会ったり電話をかけたりすることもできません。

多くの施設や病院は、共同生活を送るためのルールがあります。起床時間や就寝時間は決まっていますし、食事の時間も決まっています。お風呂も寝る前に入るのではなく、日中のスタッフが多い時間帯に入ることが多いはずです。自分のペースで好きなように過ごしてきた我が家とは違います。新しい住まいに慣れるまではたくさんのストレスを感じ、何度も家に帰りたいと思うでしょう。衣食住が整い、医療も介護サービスも受けることができる安心の住まいではありますが、やはり我が家には敵わないのです。

ですが、残念ながらもう家には帰れません。その場所を自分の家と思い、生活していくしかないのです。

終の棲家ですから、せめて自分が最期まで過ごす場所なら、自分の満足のいくようにじっくり選びたいと考える人も多いでしょう。

納得できる施設をじっくり選ぶためには、やはり健康なときから準備しておく必要があります。実際に介護が必要になったときには、じっくり探す時間も、自分の希望を反映して探してもらうこともできないほど、切羽詰まっている状況である可能性が高いからです。

認知症や寝たきりになったときに、「さあ、自分に合った施設選びをしよう」と思っても自分で探すことなどできません。結局は、家族や周囲の人、行政が決めた場所に行くしかないでしょう。


そうならないように、できることは今からしておきたいですよね。

子どもも夫婦が面会に来られる場所がいい。歩いて面会に行ける場所がいい。費用が安いところがいい。レクリエーションでいろいろな場所に行けるところがいい。

家で生活ができなくなったときは、こんな施設に入所したいなど、事前に家族と話し合ったり、希望を伝えておきましょう。

「まさかの備え」を周囲に伝えておく

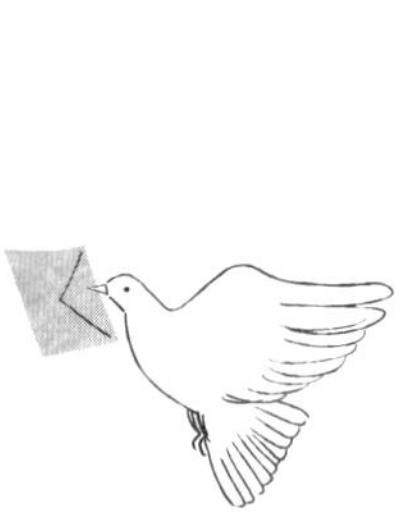

「まさかのとき」は、突然訪れます。

家族や周囲に愛されたまま、自分らしくこの世を去るためには、自分が事前に準備していたことを、周囲に伝えておくことが必要不可欠です。

そのためにできることは何でしょうか。

終活用のエンディングノートを活用してみるのもいい方法です。

エンディングノートはまさかのときに備えるためのもの。死んだ後のためだけでなく、病気になったとき、突然の入院になったときなどに役立ちます。

＊自分自身の情報
＊延命治療についての希望
＊かかりつけの病院や既往歴について
＊介護についての希望
＊生命保険や財産について
＊葬儀やお墓について
＊親戚、友人・知人の連絡先
＊パソコンやスマートフォンについて
＊理想の最期について
＊心に残る思い出

どんなものをノートに残すかは人それぞれ違います。あなたの「まさかのとき」に、このノート一冊あれば、すべてが事足りるようなものを、あらかじめ準備し、残しておくと安心です。

いつか来る「まさかのとき」は、今日かもしれませんし、明日かもしれません。「まさかのとき」にあわてないよう、家族や友人と一緒に思い出を語らいながら、ノートを準備する機会を作るのもいいかもしれませんね。

あなたが愛され高齢者であれば、きっと周囲は、あなたの希望通りの最期が迎えられるように、協力してくれるはずです。

「大好きなお母さんのためなら」「大好きなおじいちゃんのためなら」「大好きな友だちのためなら」、そういう想いで、周りの人たちは協力を惜しまないことでしょう。

病気になっても、認知症になっても、心穏やかな気持ちで最期を迎えられるよう、「まさかのとき」に備え、周りに伝えておきましょう。

そうすればきっと、「あの人らしい幸せな人生だったね」と周囲から認めてもらえるような幸せな最期を手に入れられるはずです。

おわりに――「まさかのとき」に備えて日々を生きる

看護師になったばかりの頃、担当した患者さんに、礼儀正しく、誰にでも優しい敏夫さんという方がいました。

敏夫さんは、末期がんにおかされていましたが、身の回りのことは自分ででき、食事も普通の人と同じように食べることができていました。

しかし、がんは時間の経過とともに進行していきます。

敏夫さんは六〇代。お子さんもまだ学生で、トイレの世話を看護師に頼むことが本当に辛かったらしく、痛みに耐えながら身体が動く限界まで車椅子を利用しながら自分でトイレに行っていました。

けれども、病気が進行するにつれて体力がなくなり、次第に身体が動かなくなっていきます。やがてトイレに行くこともできなくなり、寝たきりの状態となってしまいました。

オムツの利用を勧めたときも、「それだけは絶対に嫌だ」と悔しさをにじませながら悲しそうな顔をしていたのを、今でも覚えています。

病気は人の尊厳すらも奪ってしまうのだと、私は悲しくなりました。


痛みに耐えるだけの時間を過ごすようになり、痛みを緩和するために医療用麻薬の持続点滴が開始された後も、敏夫さんには穏やかなときは訪れませんでした。

苦しみのあまりベッドの上でのたうち回る姿に、私はただ背中をさすることしかできませんでした。

「痛い。助けて。お願い、もう死なせて……」

そんな言葉を吐く敏夫さんを見ても、私は何も言葉を返せませんでした。

優しくて礼儀正しかった敏夫さんに辛い言葉を吐かせてしまう病気が、本当に憎いと思いました。敏夫さんは苦しみのあまり「この痛みから逃れられるのなら死んでもいい」と本当に願っていたのだと私は感じました。

どうしてこんなにいい人が、最期にこんなに苦しみを与えられなくてはならないのか。生きることを諦めたくなるほどの辛い試練は、一体何のためなのか。最期がこんなにも辛いなんて、ひど過ぎる。

私はどこにも向けられない、怒りと悔しさを覚えました。神様も仏様もいないと、このときばかりは思ったものです。

痛みを緩和するためにさらに強い医療用麻薬の持続点滴と鎮静剤を使用し、半ば強制的に眠らせられるようなかたちで、家族と言葉も交わせないまま、敏夫さんはこの世を去りました。

入院すれば、痛みがなくなり、穏やかに死を迎えられるわけではありません。苦しみ、のたうち回り、絶望を感じながら死を迎えることもある——。そんな現実に、私はやり切れぬ思いでした。

看護師として働いてきてそんな思いを抱いたのは、一度や二度ではありません。何度もやり切れない悔しい思いを重ねてきました。

突然訪れる死に振り回されず、穏やかな死を手に入れるためには、どうすればいいのか、そんなことをだんだんと考えるようになりました。

そんなときに出会ったのが、愛されながら穏やかに亡くなった愛され高齢者の方々でした。彼らの最期の過ごし方を見てきて、私は、理想の死に方を手に入れる方法は、次の二つのことが必要だと気づいたのです。

愛されること
もしものときに備えること

二つのうち、どちらが欠けてもいけません。両方を備えて初めてその人らしい終末期や、希望する最期を迎えることができると知ったのです。

高齢者の定義は、六五歳以上の人とされています。でも、七〇歳、八〇歳を過ぎても「自分はまだ高齢者ではない」と思っている方もいます。

気持ちが衰えずに若々しいのは素晴らしいことですが、自分が高齢者ではないと思い込むのは少々危険だと私は思うのです。どんなに若々しく見えても、どんなに元気に過ごせていても、年齢に偽りはありません。私たちは日々、人生の終末に向けて歩を進めているのです。

自分の最期を考えるのは、辛く悲しいことかもしれません。縁起でもないから考えたくないという方もいると思います。

それでも私は、多くの方をお見送りした経験から、できるだけ多くの方が、自分の死を流れに任せず、きちんと自分自身で準備してほしいと願っています。

◆介護難民や死に場所難民にならないために

少し、具体的に現実に差し迫っている問題についてお話しします。

日本は超高齢化社会に突入し、二〇二五年には団塊の世代が後期高齢者の七五歳を迎え、医療と介護の需要が増加することが予想されます。

株式会社大和総研の『経済構造分析レポート　No.48』には、「二〇二五年には、六五歳以上の要介護要支援認定者数は全国で七一六万人（六五歳以上高齢者の二〇%）、要介護3以上の高齢者数は二五二万人（同七%）に達すると推計される」とあります。

要介護3以上とは、介護なしで日常生活を送ることが困難な状態です。大阪市の人口が約二七〇万人、名古屋市の人口が約二三〇万人ですが、それくらいの規模の人たちの介護が必要な状態になるのです。高齢化の進んだ日本で、これだけの多くの高齢者を一体誰が介護するのでしょうか。

厚生労働省の予測データでは、二〇二五年度には約三二万人の介護職員が不足し、二〇四〇年度には約六九万人の介護職員が足りなくなるという結果が出ています（厚生労働省『報道発表資料　令和三年七月九日』より）。

つまり、介護が必要でも介護サービスを受けることができない高齢者、いわゆる「介護難民」が増加することが予測されているのです。

そのうえ、介護難民に続き、さらに問題とされているのが「死に場所難民」です。

二〇三〇年には約四七万人もの高齢者に死に場所がないといわれています（厚生労働省『慢性期入院医療の包括評価調査分科会　平成二一年第二回資料』より）。こんなにも多くの高齢者が、病院でも介護施設でも自宅でもない場所で亡くなると予想されているのです。

では、その四七万人もの人たちは、一体どこで亡くなるのでしょうか。考えるだけで、不安でいっぱいになります。

「そんな予想がされているなら新しく施設を建てればいい」という声もあるでしょう。しかし、国は新たに病院や介護施設を乱立させることはないでしょう。なぜなら、団塊世代が亡くなった後は、日本の人口は減少の一途を辿るからです。

こうして、既存の病院や施設に入れない人のために、国は最期を過ごす場所を自宅へと移行させる計画、「地域包括ケアシステム」を二〇〇五年から開始しています。

地域包括ケアシステムとは、二〇二五年を目途に、高齢者の尊厳の保持と自立生活の支援の目的のもと、可能な限り住み慣れた地域で、自分らしい暮らしを最期まで続けられるようにする、地域の包括的な支援・サービス提供体制のことを指しています。

このケアシステムの狙いは、高齢者の健康寿命を延ばし、高齢者が可能な限り最期まで自宅で生活できるようにすることです。

健康づくり教室やふれあいサロンの開設などの介護予防事業。独居生活を続けるための配食サービスや服薬確認、外出支援などの生活支援サービス。病気や介護が必要になったときの訪問医や訪問看護などの在宅医療の利用など。要介護にならないためのサービスや、最期まで住み慣れた地域や自宅で自分らしく生活できるようにと、あらゆるシステムの構築が続けられています。

地域包括ケアシステムによって、高齢者の健康寿命は延び、また平均寿命も延びることでしょう。そして、可能な限り自宅で生活を続けられる高齢者も増えるはずです。

しかし、「可能な限り」というように、この地域包括ケアシステムの根底には、十分な医療と介護サービスが受けられることが前提となっています。

先ほど述べたように、現役世代の減少による介護職員の不足や医療従事者の不足により、十分なサービスの提供を受けることは難しくなるでしょう。

そのため、自宅で生活を続けようとしても、ヘルパーさん、往診医、看護師が見つからないようなことも予想され、十分な医療と介護の提供は期待できないかもしれません。


現代日本では、少子化と核家族化、女性の社会進出、共働き世帯の増加などで、かつての日本のように「家族の面倒は家族がみる」というシステムはすでに崩壊しています。高齢者が家に守られる時代は終わりました。長生きして喜ばれる時代でもないでしょう。高齢者が安心して暮らせる時代は終わりを告げようとしているのかもしれません。

では、一体私たちはこれからどうしたらいいのでしょうか。どうしたら、安心して人生の終末を過ごせるのでしょうか。

その答えは、ただ一つ。**愛され高齢者**になることです。

これからの時代は、高齢者自身が自分らしく幸せに人生を終えるために、努力が必要な時代です。

自分の最期を他人に任せきりにしない。
高齢者だからと諦めない。
どんなときでも、自分の幸せを手放さない。
そして、周りの人に幸せを与える存在であり続ける。

愛され高齢者の方たちが教えてくれたたくさんの幸せになるためのヒントは、私たちが新たな未来を切り拓くための道しるべです。
「いい人生だった」と心の底から思える幸せな最期を、ぜひ、自らの力で手に入れてください。

多くの方がそんな未来を手に入れられるよう、本書がそのお手伝いができたら幸いです。皆様の幸せな未来を心から願っています。

木村まり

【参考文献・資料】

『高齢者施設 お金・選び方・入居の流れがわかる本』第2版（太田差惠子著、翔泳社）
『最後に「ありがとう」と言えたなら』（大森あきこ著、新潮社）
『もしあと1年で人生が終わるとしたら？』（小澤竹俊著、アスコム）
『また、あちらで会いましょう』（四宮敏章著、かんき出版）
『しししのはなし　宗教学者がこたえる 死にまつわる〈44＋1〉の質問』（正木晃著、CCCメディアハウス）

内閣府　『高齢社会白書』
厚生労働省　『介護保険制度の概要』『人生の最終段階における医療・ケアの決定プロセスに関するガイドライン』『厚生統計要覧』『報道発表資料』『健康寿命の令和元年値について』『慢性期入院医療の包括評価調査分科会　平成二一年第二回資料』
株式会社大和総研　『経済構造分析レポート　No.48』

著者　木村 まり

看護師。
静岡県出身。関東学院大学文学部比較文化学科卒業。20代で結婚と出産を、30代で離婚を経験。その後、看護専門学校に入学し、看護師免許を取得。現在も看護師として急性期病院で勤務している。終活ガイド1級、エンディングノートセミナー講師認定資格を取得し、仕事にも自分の人生にも役立てている。

幸《しあわ》せに人生《じんせい》を終《お》えた人《ひと》から学《まな》んだこと

2023年12月13日　初版　第1刷発行

著　者　　木村《きむら》まり
発行者　　石井　悟
印刷所　　八光印刷株式会社
製本所　　新風製本株式会社

発行所　株式会社自由国民社
〒171-0033　東京都豊島区高田3-10-11
電話　営業部 03-6233-0781　編集部 03-6233-0786
URL　https://www.jiyu.co.jp/